Hefte zur Zeitschrift „Der Unfallchirurg"

Herausgegeben von:
L. Schweiberer und H. Tscherne

246

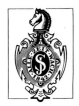

Horst-Rainer Kortmann

Die dorsale Spondylodese bei thorakolumbalen Wirbelfrakturen

Experimentelle und klinische Untersuchungen

Mit 122 Abbildungen und 7 Tabellen

Springer-Verlag

Berlin Heidelberg New York London Paris Tokyo
HongKong Barcelona Budapest

Reihenherausgeber

Professor Dr. Leonhard Schweiberer
Direktor der Chirurgischen Universitätsklinik München Innenstadt
Nußbaumstraße 20, D-80336 München

Professor Dr. Harald Tscherne
Medizinische Hochschule, Unfallchirurgische Klinik
Konstanty-Gutschow-Straße 8, D-30625 Hannover

Autor

Priv.-Doz. Dr. Horst-Rainer Kortmann
Abt. für Unfall- und Wiederherstellungschirurgie
Berufsgenossenschaftliches Unfallkrankenhaus
Bergedorfer Straße 10, D-21033 Hamburg

ISBN 3-540-58472-2 Springer-Verlag Berlin Heidelberg New York

Die Deutsche Bibliothek – CIP-Einheitsaufnahme
Kortmann, Horst-Rainer: Die dorsale Spondylodese bei thorakolumbalen Wirbelfrakturen : experimentelle und klinische Untersuchungen ; mit 7 Tabellen / Horst-Rainer Kortmann. – Berlin ; Heidelberg ; New York ; London ; Paris ; Tokyo ; Hong Kong ; Barcelona ; Budapest : Springer, 1995
(Hefte zur Zeitschrift „Der Unfallchirurg" ; 246)
Zugl.: Hamburg–Harburg, Techn. Univ., Habil.-Schr.
ISBN 3-540-58472-2

Die Wiedergabe von Gebrauchsnamen, Handelsnamen, Warenbezeichnungen usw. in diesem Werk berechtigt auch ohne besondere Kennzeichnung nicht zu der Annahme, daß solche Namen im Sinne der Warenzeichen- und Markenschutz-Gesetzgebung als frei zu betrachten wären und daher von jedermann benutzt werden dürften.
Produkthaftung: Für Angaben über Dosierungsanweisungen und Applikationsformen kann vom Verlag keine Gewähr übernommen werden. Derartige Angaben müssen vom jeweiligen Anwender im Einzelfall anhand anderer Literaturstellen auf ihre Richtigkeit überprüft werden.

Satz: FotoSatz Pfeifer GmbH, 82166 Gräfelfing
24-3130-5 4 3 2 1 0 – Gedruckt auf säurefreiem Papier

Geleitwort

Die geniale Idee der transpedikulären Fixation von Roy-Camille hat die operative Versorgung instabiler thorakolumbaler Wirbelfrakturen weltweit beeinflußt. F. Magerl hat in den frühen 80er Jahren mit der Entwicklung eines Fixateur externe erstmals die Fusionsstrecke verkürzen können, und W. Dick hat hieraus den ersten Fixateur interne für die Wirbelsäule vorgestellt. Vor 10 Jahren habe ich selbst einen ähnlichen Weg beschritten, mir jedoch den Vorteil der Mehrpunktabstützung einer Platte zunutze gemacht und über den Umweg einer Schlitzlochplatt schließlich einen Druckplattenfixateur entwickelt.

Parallel dazu hat sich H.-R. Kortmann seit 1985 intensiv wissenschaftlich mit der Thematik des Fixateur interne auseinandergesetzt. Am Schweizerischen Forschungsinstitut in Davos bei Prof. Perren begann er 1985 mit einer biomechanischen Studie der verschiedenen Fixateur-interne-Systeme.

Die klinischen und experimentellen raschen Fortschritte der Wirbelsäulenchirurgie in den letzten 10–15 Jahren sind permanent in die wissenschaftlichen Untersuchungen von Herrn Kortmann eingeflossen und haben mit dazu beigetragen, daß sich immer wieder neue Themengebiete eröffnet haben. Dies erklärt zu einem Teil die sehr umfassende und viele neue Aspekte beleuchtende Habilitationsarbeit, welche erst vor einem Jahr abgeschlossen werden konnte.

Immer wieder wurde in den letzten Jahren gefordert, harte Ergebnisse dieser neuen Operationsmethoden vorzulegen und zu bewerten. Dies hat Herr Kortmann an dem Krankengut, damals noch aus dem Allgemeinen Krankenhaus St. Georg und jetzt aus dem Unfallkrankenhaus Boberg, getan. Die klinische Studie anhand einer großen Patientenzahl ergibt zusammen mit den biomechanischen Untersuchungen wichtige neue Hinweise zum endgültigen Operationsergebnis, dem Verhalten auch einer intakten Bandscheibe nach temporärer Spondylodese, und relativiert die Erwartungen eines spontanen Remodellings des Spinalkanals.

Weiterhin finden sich wichtige Hinweise über das Ausmaß möglicher Korrekturgewinne. Hinzu kommen für den Operateur wichtige Hinweise nicht nur über die operative Technik, sondern auch zum biomechanischen und funktionellen Verständnis des Achsenorgans und der benachbarten Strukturen.

Jeder, der sich in den letzten Jahren der Wirbelsäulenchirurgie verschrieben hat, wird diese grundlegende und wichtige Arbeit mit äußerstem Interesse lesen. Für denjenigen, der mit diesem besonders interessanten Gebiet der Unfall- und Wiederherstellungschirurgie beginnt, stellt diese Publikation eine unverzichtbare Quelle für das biomechanische und klinische Verständnis, aber auch für die praktische Umsetzung dar.

Eine Fülle von Ergebnissen, die exakt wissenschaftlich erarbeitet wurden, aufwendig durchgeführte biomechanische Untersuchungen am Forschungsinstitut in Davos, aber auch aus dem Arbeitsbereich für Biomechanik der Technischen Universität Hamburg-Harburg heben diese Habilitationsschrift hervor. Weiterhin besticht diese Arbeit durch hervorragendes Bildmaterial, eine klare Gliederung und präzise Aussagen.

D. Wolter

Danksagung

Die experimentellen und klinischen Studien erfolgten auf Anregung von Herrn Prof. Dr. med. D. Wolter, Ärztlicher Direktor des Berufsgenossenschaftlichen Unfallkrankenhauses Hamburg, dem ich an dieser Stelle meinen besonderen Dank sage für seine jederzeit vorhandene Unterstützung, ohne die diese Arbeit nicht zustande gekommen wäre.

Die zugrunde liegenden biomechanischen Untersuchungen wurden im Laboratorium für experimentelle Chirurgie des Schweizerischen Forschungsinstituts, Davos, sowie im Arbeitsbereich Biomechanik der Technischen Universität Hamburg-Harburg mit Unterstützung der Deutschen Forschungsgemeinschaft* durchgeführt. Den Leitern beider Abteilungen, Herrn Prof. Dr. S.M. Perren sowie Herrn Prof. Dr. E. Schneider, danke ich herzlich für ihre freundschaftliche und großzügige Hilfe.

Herrn Prof. Dr. Ulrich, Arbeitsbereich Meßtechnik der Technischen Universität Hamburg-Harburg, danke ich für seine wertvollen Hinweise zur dreidimensionalen On-line-Messung.

Ein besonderer Dank gilt Herrn Robert Frigg sowie Dr. Slobodan Tepic für die großartige Unterstützung zur Lösung der technischen Probleme bei den Biomechanischen Untersuchungen in Davos. Gleiches gilt für Frau Dipl.-Ing. N. Borm und die Herren Dipl.-Ing. U. Lindmüller und B. Engwicht für die Betreuung dieses Projekts in Hamburg. Auch den namentlich nicht genannten Mitarbeitern des Laboratoriums für experimentelle Chirurgie in Davos sowie des Arbeitsbereichs Biomechanik der Technischen Universität Hamburg-Harburg spreche ich meinen Dank aus.

Dank gilt Herrn Dr. Pichlmayer vom Institut für Mathematik und Datenverarbeitung in der Medizin des Universitätskrankenhauses Eppendorf für seine wichtigen Ratschläge bei der statistischen Auswertung sowie den Kollegen im Berufsgenossenschaftlichen Unfallkrankenhaus Hamburg, die mir für die Zeit der Abfassung dieser Arbeit „den Rücken freigehalten haben".

Der größte Dank aber gilt dem Verständnis meiner Frau und meiner Kinder, die ihren Ehemann und Vater allzu häufig entbehren mußten; ihnen widme ich diese Monographie.

H.-R. Kortmann

* DFG-Projekte Ko 893/1−2, Wo 260/2−2

Irmtraut, Peer und Rasmus

Inhaltsverzeichnis

1 Einleitung

Bereits 1891 berichtete Hadra [50] erstmals über die Stabilisierung einer Wirbelsäulenverletzung. Dennoch hat die operative Behandlung von instabilen Frakturen und Luxationen der Wirbelsäule gegenüber der konservativen Behandlung lange Zeit eine untergeordnete Rolle gespielt. Dies ist sowohl auf den höheren Schweregrad der Operationen als auch auf Fehlschläge zurückzuführen, die bei der operativen Behandlung auftraten. So stellte beispielsweise die ventrale Fusion einer frakturierten zervikalen Wirbelsäule ohne Verwendung von Osteosynthesematerial ebensowenig eine Stabilisierung des zentralen Achsenorgans dar [8, 119], wie die alleinige Laminektomie nicht immer den Zweck der Dekompression erfüllen konnte [9, 34]. Weiterhin standen keine geeigneten Implantate zur Verfügung, so daß die von Sir Ludwig Guttmann aufgestellte These galt, daß mit wenigen Ausnahmen die konservative Behandlung von Wirbelfrakturen der operativen vorzuziehen sei [47, 48].

Die Entwicklung neuer Operationstechniken, insbesondere aber geeigneter Implantate, hat die heutige Tendenz zur operativen Behandlung instabiler Wirbelfrakturen wesentlich beeinflußt. Die Vorteile bezüglich anatomischer Wiederherstellung der knöchernen Strukturen, Dekompression des Rückenmarks sowie frühzeitiger Mobilisation und verkürzter Hospitalisierung sind nicht mehr zu bestreiten [1, 2, 32, 53, 60, 91, 112, 118, 126].

Wesentlich beeinflußt wurde die Tendenz zur operativen Behandlung auch durch das zunehmende Verständnis für die Bedeutung der einzelnen Strukturen des Wirbelsegments für dessen Stabilität. Neue Erkenntnisse zur Morphologie der Wirbelsäulenverletzung erbrachte die Computertomographie (CT) [95]. Resultierende neue Klassifikationen [27, 28, 43, 92, 134] haben die Indikationsstellung hierbei deutlicher werden lassen.

Die Wiederherstellung der Stabilität und damit der statischen Funktion des zentralen Achsenorgans stellt ein Ziel der operativen Behandlung instabiler Wirbelsäulenfrakturen dar. Die Art der Verletzung bestimmt hierbei das operative Vorgehen und auch die Wahl des Implantats, dessen Leistungsfähigkeit eine erfolgreiche Behandlung voraussetzt. Diese Leistungsfähigkeit kann u. a. anhand biomechanischer Untersuchungen überprüft werden. Besonders deutlich wird dies bei den Experimenten von Wörsdörfer [139], der anhand einer vergleichenden In-vitro-Studie eindeutig belegen konnte, daß in Abhängigkeit von Frakturtyp und Implantat die vermeindliche „Stabilisierung" der Wirbelsäule einen destabilisierenden Effekt bedeuten kann.

Neue winkelstabile Implantate für die dorsale transpedikuläre Spondylodese haben in den letzten Jahren zunehmend die operative Behandlung instabiler thorakolumbaler Frakturen bestimmt. Die vorliegende Arbeit überprüft die biomechanische Leistungsfähigkeit dieser neuen Implantate anhand vergleichender In-vitro-Experimente und ist Grundlage für bereits erfolgte und zukünftige Modifikationen.

2 Dorsale Spondylodeseverfahren: Heutiger Stand der operativen Wirbelbruchbehandlung

2.1 Operationstechniken und Implantate

Seit 1958 wird insbesondere im angloamerikanischen Sprachbereich das ursprünglich zur Skoliosebehandlung vorgesehene Harrington-Instrumentarium angewandt [52]. Klinische Untersuchungen zeigen jedoch, daß bei dieser Technik in erheblichem Maß implantatbedingte Komplikationen wie Materialbrüche und Hakendislokationen auftreten [3, 18, 32, 38, 40, 96]. Wörsdörfer konnte die frühzeitige Hakendislokation experimentell nachweisen [139]. Nachteilig wirkt sich das Harrington-System auch durch die Erfordernis der langstreckigen Fixation aus [62, 108]. Das Harrington-System liegt sowohl als Kompressions- als auch als Distraktionsinstrumentarium vor. Während das Kompressionssystem im Sinne einer Zuggurtung auf eine intakte mittlere Säule, also unverletzte Wirbelkörperhinterwand des unverletzten Wirbels angewiesen ist, bedarf das Distraktionssystem eines intakten Wirbelbogens, um über eine 3-Punkte-Abstützung die sichere Aufrichtung der Fraktur zu gewährleisten. Entsprechend sind beide Systeme nur bei bestimmten Frakturen anwendbar, das Kompressionssystem lediglich in Ausnahmefällen als Zuggurtung: So finden sich in einer Follow-up-Studie von 60 operierten thorakolumbalen Wirbelfrakturen im Allgemeinen Krankenhaus St. Georg, Hamburg, nur 8 Fälle mit intakter Wirbelkörperhinterwand [81].

Eine Modifikation erfuhr das Harrington-System durch Jacobs [61, 63]. Durch technische Änderungen sollte hierbei das Verdrehen der Stäbe im lordotischen Bereich, gleichzeitig das Ausklinken des oberen Hakens aus dem Wirbelbogen durch Deckelplättchen verhindert werden. Experimentell waren bei dieser Modifikation Hakendislokationen tatsächlich erst bei stärkeren Belastungen zu beobachten [140]. Dennoch hat dieses System bis heute keine wesentliche klinische Anwendung erfahren.

Ebenfalls im angloamerikanischen Sprachbereich wird die segmentale Instrumentation nach Luque durchgeführt. Diese Technik wurde ursprünglich zur Skoliosebehandlung entwickelt [85, 86] und später auch für die Behandlung thorakolumbaler Frakturen empfohlen [87]. Die Methode stellt ein neutralisierendes Verfahren mit Mehrpunktabstützung dar. Das Implantat erlaubt keine axialen Belastungen und schränkt den Indikationsbereich bei der Behandlung instabiler Frakturen somit erheblich ein. Weiterhin verlangt diese Technik extrem lange Fusionen, bei Paraplegikern empfiehlt Luque [87] sogar eine Stabverankerung im Becken. Zur Behandlung komplexer Verletzungen scheint dieses Implantat ungeeignet.

In Europa haben sich seit den ersten Berichten von Roy-Camille [110, 111] zunehmend die dorsalen Fixationssysteme durchgesetzt, die sich einer transpedikulären Verankerung bedienen. Hier stehen heute 4 wesentliche Systeme zur Verfügung, die gute klinische Resultate erbringen können: der Fixateur interne in verschiedenen Modifikationen [29,

67, 80], der Fixateur externe [89, 90], verschiedene Plattensysteme [110, 111, 122, 135] sowie der Plattenfixateur [137].

Die Versorgung instabiler Frakturen mit bilateraler transpedikulärer Plattenosteosynthese nach Roy-Camille [110–113] wirkt sich dadurch nachteilig aus, daß bei den meisten Frakturtypen eine langstreckige Fusion über 4 Bewegungssegmente (2+2) erforderlich ist. Dabei verlangt die Originaltechnik – wie von Roy-Camille angegeben – die zusätzliche Verschraubung der kleinen Wirbelgelenke. Der Verzicht der additionellen Verschraubung erbrachte experimentell einen deutlichen Stabilitätsverlust [139].

Operationstechnisch erschwert die vorgegebene Lochgeometrie der Original-Roy-Camille-Platten eine optimale Positionierung der transpedikulären Schrauben, da die Distanzen zwischen den Pedikeln der verschiedenen Segmente erheblich variieren können, insbesondere in Anbetracht der unterschiedlichen Körpergrößen. Dieser Nachteil gilt auch für die Wirbelsäulenkerbenplatten der Arbeitsgemeinschaft für Osteosynthesefragen [122].

Aus diesem Grund entwickelte Wolter [135] eine Schlitzlochplatte, die durch die Möglichkeit der variablen Schraubenpositionierung sowohl eine operationstechnische Erleichterung darstellte, als auch eine optimale Lage der transpedikulären Schrauben erlaubte. Auf die zusätzliche Verschraubung der kleinen Wirbelgelenke wird hierbei ausdrücklich verzichtet [136].

Eine neue Implantatgeneration stellen die verschiedenen Fixateursysteme dar, deren Besonderheit in der festen Verklemmung zwischen der transpedikulären Schraube und dem axialen Verankerungsträger liegt. Diese winkelstabile Verbindung erlaubt eine kurzstreckige Spondylodese bei der Versorgung instabiler Wirbelfrakturen: Lediglich die an den verletzten Wirbel angrenzenden Wirbelkörper (1+1) werden in die Spondylodese einbezogen. Dabei führte Magerl zunächst das Prinzip der externen Fixation auch bei der Behandlung von Wirbelfrakturen im thorakolumbalen Bereich ein [89–92]. Experimentell zeigt sich bei diesem Wirbelfixateur-externe, daß für eine ausreichende Vorspannung oft zusätzliche Osteosynthesen erforderlich sind [139]. Vorteilhaft wirkt sich dieses System durch die jederzeit mögliche Nachreposition sowie die mühelose Implantatentfernung aus. Nachteilig erscheint die Möglichkeit eines von außen angreifenden Infekts, die umständliche und aufwendige Nachbehandlung sowie der geringe Komfort für den Patienten. Magerl selbst hat diesen Weg der externen Fixation wieder verlassen, allerdings findet der Fixateur externe heute wieder zunehmend Anwendung zur temporären Fixation in der Diagnostik chronischer Instabilitäten.

Als logische Weiterentwicklung stellte Dick 1983 [29, 30] einen Fixateur interne vor. Wie beim Fixateur externe lag hiermit erstmals ein Implantat vor, welches keine Beweglichkeit zwischen dem axialen Längsträger und der Verankerungsvorrichtung an den Wirbelkörpern zuließ und somit keiner Knochenabstützung bedurfte. Allerdings ist sowohl die Primärstabilität als auch insbesondere die Dauerstabilität beim Fixateur interne geringer als beim Fixateur externe [92]. Nachteilig bei diesem System ist der Konstruktionsaufbau: infolge Platzmangels durch die autochthone Rückenmuskulatur gestaltet sich die Montage schwierig und zeitaufwendig. Weiter erscheint der Fixateur interne voluminös und kantig, somit schädigend auf die Rückenstrecker. Die intakte Rückenmuskulatur und deren frühzeitiges Training stellen aber gerade beim Paraplegiker eine wichtige Voraussetzung für eine erfolgreiche Rehabiltation dar. Eine weitere Modifikation des Fixateur interne, die insbesondere im deutschsprachigen Raum verwandt wird, stammt von Kluger [67].

Ein eigenes Fixateurprinzip stellte Wolter 1985 [137] mit einem sog. Wirbelsäulenplattenfixateur vor, der wie die anderen Fixateursysteme kurzstreckige Fusionen unabhängig vom Frakturtyp erlaubt. Vorteilhaft erscheinen bei diesem System der geringe operative Aufwand, die leichte Montage sowie die glatten Oberflächen, die die Rückenmuskulatur nicht schädigen. Allerdings verlangt dieses System eine grobe geschlossene Reposition vor dem Eingriff.

Wegen seiner Besonderheit soll auch das von Weiss angegebene Verfahren der „dynamischen Spondylodese" [128–131] dargestellt werden, obwohl experimentell wie auch klinisch eindeutig belegt ist, daß dieses Verfahren die geringste Stabilität vermittelt [35, 62, 118]. Dieses zuggurtende Verfahren verlangt sowohl eine intakte Hinterkante des verletzten Wirbels wie auch intakte angrenzende Wirbelbögen zum Einhängen der Feder. Der Indikationsbereich ist entsprechend limitiert. Bemerkenswert erscheint jedoch weiterhin, daß Weiss als einziger die Besonderheit der segmentalen Unterbrechung der Wirbelsäule in der Frakturbehandlung mittels eines dynamischen Systems zu lösen suchte. Bötel hat erfolgreich die Gedanken der dynamischen Fixierung aufgegriffen und die Weiss-Feder in Kombination mit Plattensystemen verwandt, um die Spondylodesestrecke zu verkürzen [11, 12]. Die gleiche Klinik berichtet heute über die Kombination von Kerbenplatten mit USIS, um eine kurzstreckige Spondylodese zu erzielen [14].

2.2 Knochentransplantationen bei dorsalen Fixationsverfahren

In Kombination mit der transpedikulären Spondylodese bei Wirbelfrakturen wird häufig eine posteriore oder postero-laterale Knochentransplantation vorgenommen, um eine dauerhafte biologische Fusion zu erzielen [36, 88]. Die Aussagen über die erforderliche Ausdehnung der biologischen Spondylodese divergieren, Repositionsverluste nach Implantatentfernung verweisen auf ihre mögliche Notwendigkeit [16].

Dabei wird im Zusammenhang mit der inneren Fixation instabiler thorakolumbaler Frakturen seit mehreren Jahren zunehmend die transpedikuläre Spongiosaplastik des verletzten Wirbels unter Verwendung autologer Spongiosa empfohlen [92, 136, 138]. Daniaux [23, 24] hat dieses Verfahren weiterentwickelt und führte Spongiosaplastiken als alleinige operative Maßnahme durch. Heute allerdings stabilisiert auch er mit Metallimplantaten eigener Entwicklung [26] und führt kombinierte intra- und interkorporelle Spongiosaplastiken durch.

Im Gegensatz zu den häufig mehrfach erforderlichen Knochentransplantationen nach Kolumnotomien bei Fehlstellungen und Kyphoskoliosen [22] beschränkt sich die Transplantation bei der Frakturbehandlung auf den einmaligen Eingriff anläßlich der Stabilisierung.

3 Problemstellung und Zielsetzung

Infolge der segmentalen Unterbrechung der Wirbelsäule durch die Disci intervertebrales werden an die transpedikulären Osteosyntheseverfahren besondere Ansprüche gestellt. Bei Plattensystemen ist der stabilisierende Effekt der unterschiedlichen Systeme wesentlich abhängig von der Haltefestigkeit der transpedikulären Schrauben. Diese Haltefestigkeit kann von mehreren Faktoren beeinflußt werden, u. a. der Knochenqualität, der Wahl des Schraubenmaterials sowie der Länge der Schrauben, auch unter Berücksichtigung einer möglichen Erfordernis der Miterfassung der Wirbelvorderkante. Die Überprüfung der Haltefestigkeit transpedikulärer Schrauben stellt ein Ziel der Untersuchung dar.

Eine 2. Zielsetzung ist die Überprüfung der Leistungsfähigkeit des neuen Plattenprinzips „Schlitzlochplatte" sowie des Plattenfixateur interne und anderer Fixateur-interne-Systeme im Vergleich. Diese Leistungsfähigkeit soll überprüft werden anhand der Messung der Steifigkeit, die das Implantat einer frakturierten Wirbelsäule im Frakturbereich vermitteln kann.

Eine 3. Zielsetzung im Rahmen der biomechanischen Untersuchung ist die Entwicklung einer eigenen Methode zur Erfassung der *dreidimensionalen* Bewegungsauslenkung der Wirbelsäule, so daß die Steifigkeit im Frakturbereich in allen 6 Freiheitsgraden Berücksichtigung findet.

Die abschließende klinische Studie analysiert 200 Patienten, die wegen thorakolumbaler Frakturen mit dem Druckplattenfixateur operativ stabilisiert wurden. Anhand der vorliegenden CT und Röntgenbilder der Wirbelsäule in 2 Ebenen wird über den operativen Rekonstruktionsgewinn des Wirbelsegments sowie die Veränderungen der angrenzenden Bandscheiben und des Spinalkanals im weiteren Heilungsverlauf berichtet.

4 Haltefestigkeit transpedikulärer Schrauben in Abhängigkeit von Knochenqualität und Eindringtiefe

Aufgrund der geringen Pedikeldimensionen der thorakolumbalen Wirbelsegmente [70, 114] sollten bei der transpedikulären Osteosynthese Schrauben mit einem möglichst geringen Schaftdurchmesser verwandt werden. Im Rahmen der Plattenspondylodese kann die Verwendung von Kortikalisschrauben an osteoporotischem Knochenmaterial allerdings aufgrund des frühzeitigen Überschreitens des maximalen Drehmoments Schwierigkeiten bereiten: Bevor eine ausreichende Kraft auf die Platte appliziert werden kann, die eine genügende Annäherung der Platte gegen den Pedikel und damit die erforderliche Gesamtsteifigkeit des Systems garantiert, wird die Schraube überdreht. Es stellt sich hierbei die Frage, inwieweit der Wechsel von einer 4,5-mm-Kortikalis- zur 6,5-mm-Spongiosaschraube einen Stabilitätsgewinn bietet. Ziel der Untersuchung ist die Bestimmung von maximalem Drehmoment (Durchdrehmoment) sowie axialer Kraft der genannten Schraubentypen und deren Abhängigkeit von der Knochenqualität.

Um bei der ventralen Spondylodese der Halswirbelsäule mit Plattensystemen eine ausreichende Stabilität zu erzielen, müssen die Schrauben die Wirbelkörperhinterkante miterfassen. Zweifelhaft bleibt die Erfordernis des Miterfassens der Vorderkante des Wirbelkörpers durch die transpedikulären Schrauben im Rahmen einer dorsalen temporären Plattenspondylodese bei der Versorgung thorakolumbaler Frakturen. Ein weiteres Ziel unserer Untersuchung ist die Überprüfung der Haltefestigkeit transpedikulärer Schrauben in Abhängigkeit von der Miteinbeziehung der Wirbelkörpervorderkante.

4.1 Der Einfluß von Knochenqualität und Schraubenmaterial auf die Haltefestigkeit transpedikulärer Schrauben

4.1.1 Material

4.1.1.1 Implantate

Jeweils 70 mm lange 4,5-mm-Kortikalis- bzw. 6,5-mm-Spongiosaschrauben werden für die Untersuchung verwandt. Dabei ist die Überlänge der Schrauben aufgrund der Versuchsanordnung (s. 4.1.2.2) erforderlich.

4.1.1.2 Präparate

Fünf thorakolumbale bzw. lumbale humane Wirbelsäulenpräparate werden innerhalb 24 h postmortal entnommen und bei $-24°$C tiefgefroren. Die Präparate entstammen von

Patienten (2 weiblichen, 3 männlichen Geschlechts), die zwischen dem 44. und 80. Lebensjahr verstorben sind. In 2 Fällen liegen Präparate von Th 11 bis L 5, in 1 Fall von Th 12 bis L 5 und in 2 weiteren Fällen von L 1 bis L 5 vor. Osteolysen werden an allen Präparaten durch Röntgenaufnahmen im a.-p.- und transversalen Strahlengang ausgeschlossen.

4.1.2 Methoden

4.1.2.1 Bestimmung der Knochendichte

Nach Auftauen bei Raumtemperatur werden die Wirbelsäulenpräparate von angrenzenden Weichteilen befreit und die einzelnen Segmente ausgelöst. Anschließend erfolgen Röntgenaufnahmen jedes einzelnen Segments im kraniokaudalen Strahlengang. Es werden Filme verwandt (Agfa Strukturix D 4 18x24), die bei 45 kV in Stufe 4 mit 0,5-mm-Aluminiumfilter 2,5 min belichtet werden. Auf den Filmen wird neben das Wirbelpräparat ein Aluminiumkeil (2–10 mm) projiziert. Die Filme werden 5 min im Agfa-Entwickler G 230, 10 min im Agfa-Fixierbad G 334 und 20 min im Wasserbad behandelt. Die radiologische Dichte wird nach Angaben von Matter [94] mit einem photographischen Belichtungsmesser (Minolta, Verstärker C, Ex CN 64 ASA) bei konstanter Lichtquelle gemessen. Eine schwarze Lochschablone dient zum Abschirmen äußerer Lichteinflüsse. Die Röntgendichte des Aluminiumstufenkeils wird jeweils mitbestimmt, um die gleichen Testbedingungen (konstante Lichtquelle) festzuhalten.

An jedem Wirbelkörper werden insgesamt 3 Messungen an definierter Position vorgenommen: beiderseits unmittelbar ventral der Einmündung des Pedikels in den Wirbelkörper sowie eine Messung am Kreuzpunkt von mittlerem Sagittal- und Transversaldurchmesser des Wirbelkörpers. Der endgültige Lichtwert wird aus diesen 3 Messungen gemittelt.

4.1.2.2 Bestimmung von Durchdrehmoment und axialer Kraft

Die einzelnen Wirbelsegmente werden an Grund- und Deckplatte in einem Schraubstock verklemmt (Abb. 1). Anschließend werden die Pedikel mit dem 3,2-mm-Bohrer beiderseits aufgebohrt, jeweils der rechte Pedikel wird mit einem 4,5-mm-Gewindeschneider für Kortikalisschrauben, der korresspondierende linke jeweils mit einem 6,5-mm-Gewindeschneider für Spongiosaschrauben aus dem Original-AO-Instrumentarium vorgeschnitten.

Die Messung der axialen Kraft erfolgt mittels piezoelektrischer Kraftmeßdose (Fa. Kistler, Typ 9021). Diese Kraftmeßdose wird zwischen 2 AO-Platten positioniert, Metallscheiben zwischen piezoelektrischer Kraftmeßdose und den Platten sorgen für eine gleichmäßige Kraftübertragung (Abb. 1). Das Schraubenloch der dem Pedikel anliegenden Platte wird auf 7 mm aufgebohrt, um Meßverfälschungen durch Reibung zwischen Spongiosaschrauben und Platte zu vermeiden. Die Signale werden über einen Ladungsverstärker (Fa. Kistler, Typ S/N 2284) einem Aufzeichnungsgerät (Zweikanalschreiber, Fa. Sefram, Typ T2Y) zugeleitet. Die Messung der Drehmomente erfolgt mittels eines Drehmomentschraubendrehers der Fa. Rumul. Über einen Brückenverstärker (Fa. Rumul, Typ Tensicator, Rumul 7207) gelangen auch hier die Meßergebnisse auf den genannten Zweikanalschreiber (Abb. 2). Aufgrund der Versuchsanordnung (s. Abb. 1) können maximal 45 Längenmillimeter der Schraube bei optimalem Andruck der Platte

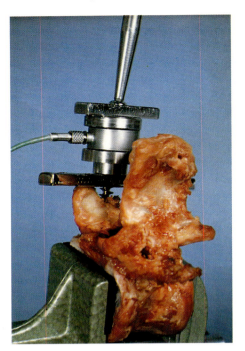

Abb. 1. Detailaufnahme der Versuchsanordnung zur Bestimmung von axialer Kraft und Durchdrehmoment transpedikulärer Schrauben

Abb. 2. Gesamtübersicht über die Versuchsanordnung zur Bestimmung von Durchdrehmomenten und axialen Kräften transpedikulärer Schrauben mit Meßeinheit und Aufzeichnung

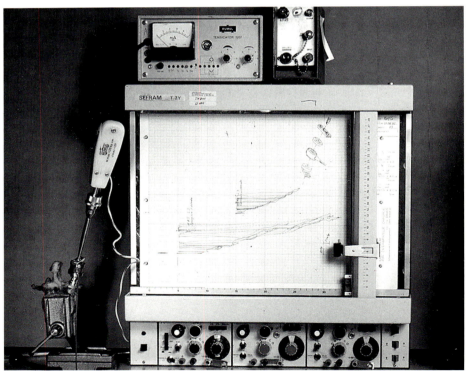

an den Pedikeln knöchern verankert sein. Es ist damit gewährleistet, daß die Schrauben-spitzen sicher über den Pedikel hinaus bis in den Wirbelkörper eindringen können.

4.1.3 Ergebnisse

4.1.3.1 Knochendichte

Bei insgesamt 90 Messungen (je 3 pro Wirbelkörper) ergibt sich ein durchschnittlicher Wert von 9,7 ± 0,87 Lichtwerten (Minimum 8,13, Maximum 11,03). Statistisch handelt es sich um eine Normalpopulation (Kolmogoroff-Smirnov-Test). Eine Abhängigkeit der Knochendichte von der Segmenthöhe wird nicht beobachtet (Abb. 3).

4.1.3.2 Durchdrehmomente

Die insgesamt 30 Messungen ergeben für die Kortikalisschraube ein durchschnittliches maximales Drehmoment (Durchdrehmoment) von 1,54 ± 1,38 Nm (Minimum 0,30, Maximum 5,15, Median 0,90 Nm). Für die Spongiosaschraube liegt der durchschnittliche Wert des maximalen Drehmoments mit 3,51 ± 2,41 Nm deutlich höher (Minimum 0,7, Maximum 8,98, Median 3,15 Nm).

Für die Durchdrehmomente kann eine log-normale Verteilung angenommen werden (Wilk-Shapiro-Test). Die Unterschiede zwischen den beiden Schraubentypen sind hoch-signifikant (T-Test, Wilcoxon-Test: jeweils p < 0,01). Diese Unterschiede werden auch in der graphischen Darstellung deutlich (Abb. 4).

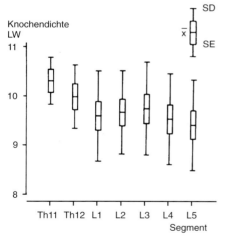

Abb. 3. Knochendichte in Lichtwerten, bestimmt von Röntgenbildern

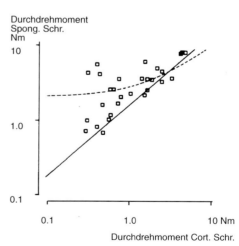

□   Durchdrehmoment (Nm)
─────   Lineare Regression
- - - - Lin. Regr. log Werte

Abb. 4. Verhältnis des Durchdrehmoments von Kortikalis- (Abszisse) und Spongiosaschrauben (Ordinate) im Seitenvergleich an einem Wirbel-körper [72]

4.1.3.3 Axiale Kraft

Die durchschnittliche axiale Kraft (Ausreißkraft) beträgt bei 30 Messungen für Kortikalisschrauben 590 ± 448 N (Maximum 1432, Minimum 99, Median 461 N). Für Spongiosaschrauben ergibt sich ein durchschnittlicher Wert von 991 ± 644 N (Maximum 2806, Minimum 210, Median 893). Für die axialen Kräfte gelten die gleichen statistischen Auswertungen wie für die Durchdrehmomente.

Das Verhältnis der Durchmesser beider Schraubentypen beträgt 6,5/4,5 mm = 1,44. In der graphischen Darstellung (Abb. 5) überlagert die Beziehung F(Spongiosa) = 1,44xF(Kortikalis) die lineare Regressionsgerade der Logarithmuswerte. Dies läßt vermuten, daß – bei gleicher Schraubenseele – dem äußeren Schraubendurchmesser bzw. der Flankenbreite des Gewindes eine wesentliche Bedeutung für die Ausreißkraft zukommt.

4.1.3.4 Verhältnis Durchdrehmoment zu Ausreißkraft

Die durchschnittlichen Werte von Ausreißkraft zu Durchdrehmoment (F/T) betragen für Kortikalisschrauben 381 ± 46 und für Spongiosaschrauben 287 ± 39 m⁻¹. Dabei zeigt sich eine lineare Beziehung der Werte zueinander. Der Korrelationskoeffizient beträgt bei den linearen Werten für Kortikalis- wie für Spongiosaschrauben 0,96. Besonders deutlich wird die Korrelation zwischen axialer Kraft F und dem Durchdrehmoment T in der logarithmischen Darstellung. Hier beträgt der Korrelationskoeffizient für Kortikalisschrauben 0,99 und für Spongiosaschrauben 0,98 (Abb. 6).

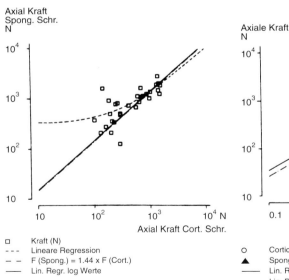
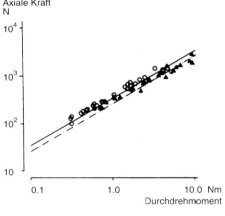

□   Kraft (N)
- - -   Lineare Regression
— —   F (Spong.) = 1.44 x F (Cort.)
——   Lin. Regr. log Werte

○   Corticalis Schrauben
▲   Spongiosa Schrauben
——   Lin. Regr. log Werte C. Schraube
— —   Lin. Regr. log Werte S. Schraube

Abb. 5. Verhältnis der Ausreißkräfte von Kortikalis- *(Abszisse)* zu Spongiosaschrauben *(Ordinate)* im Seitenvergleich an einem Wirbelkörper (log-Werte)

Abb. 6. Verhältnis von Axialkraft zu Durchdrehmoment (log-Werte)

4.1.3.5 Verhältnis von Knochendichte zu maximaler Axialkraft und maximalem Drehmoment

Die axiale Kraft steigt exponentiell zur Röntgendichte. Das nichtlineare Verhalten wird graphisch deutlich (Abb. 7).

Der Korrelationskoeffizient zwischen den Dichtewerten und der maximalen Axialkraft beträgt bei den linearen Werten für Kortikalisschrauben 0,84 sowie für die Spongiosaschrauben 0,87. Bei der Korrelation zwischen Dichtebestimmung im Röntgenbild und

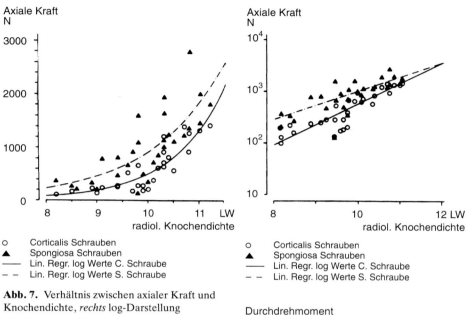

o   Corticalis Schrauben
▲   Spongiosa Schrauben
──   Lin. Regr. log Werte C. Schraube
– – Lin. Regr. log Werte S. Schraube

Abb. 7. Verhältnis zwischen axialer Kraft und Knochendichte, *rechts* log-Darstellung

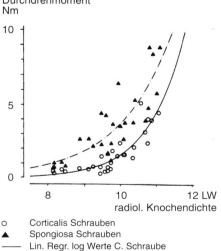

o   Corticalis Schrauben
▲   Spongiosa Schrauben
──   Lin. Regr. log Werte C. Schraube
– – Lin. Regr. log Werte S. Schraube

Abb. 8. Verhältnis von Durchdrehmoment zu Knochendichte

den Logarithmuswerten der Axialkraft errechnet sich für die Kortikalisschraube ein Korrelationskoeffizient von 0,78 und für Spongiosaschrauben von 0,85.

Entsprechend der engen linearen Beziehung zwischen Durchdrehmoment und Ausreißkraft (s. 4.1.3.4) steigen auch die Durchdrehmomente exponentiell mit der Dichte des Knochens, also dessen Qualität (Abb. 8). Der Korrelationskoeffizient zwischen den Lichtwerten und den linearen Werten des Durchdrehmoments beträgt für Kortikalisschrauben 0,79 und für Spongiosaschrauben 0,86. Im Verhältnis der Lichtwerte zu den Logarithmuswerten für Kortikalisschrauben beträgt der Korrelationskoeffizient 0,80 und für Spongiosaschrauben 0,87.

4.2 Der Einfluß der Einbeziehung der Vorderkante des Wirbelkörpers im Rahmen einer transpedikulären Spondylodese auf die Haltefestigkeit des Schraubenmaterials

4.2.1 Material und Methode

Für die Implantation werden jeweils 5,5-mm-Pedikelschrauben (Fa. Litos) verwandt. In Anbetracht der Versuchsanordnung werden Spezialschrauben mit Überlänge von 90 mm hergestellt, die eine Miterfassung der Vorderkante des Wirbelkörpers garantieren. Für die sichere Erfassung des Pedikels werden 70 mm lange Schrauben verwandt.

Zur Untersuchung gelangen 4 lumbale humane Wirbelpräparate von L 1 bis L 5, die entsprechend den unter 4.1.1.2 beschriebenen Bedingungen behandelt werden. Die Präparate entstammen sämtlich männlichen Patienten, die zwischen dem 50. und 55. Lebensjahr verstorben sind.

Die Bestimmung von maximalem Drehmoment (Durchdrehmoment) und axialer Kraft (Ausreißkraft) entsprechen den gleichen Bedingungen, wie sie für die Untersuchung zur Haltefestigkeit unterschiedlicher Schrauben unter Abschn. 4.1.2.2 beschrieben werden.

4.2.2 Ergebnisse

4.2.2.1 Durchdrehmomente

Insgesamt 20 Messungen ergeben für die Pedikelschraube mit Erfassung der Vorderkante einen durchschnittlichen Wert von 5,24 ± 1,07 Nm (Minimum 3,12, Maximum 6,81, Median 5,05 Nm). Ohne Erfassung der Wirbelkörpervorderkante errechnet sich ein durchschnittliches maximales Drehmoment von 5,04 ± 1,14 Nm (Minimum 3,01, Maximum 6,71, Median 4.92 Nm).

Obwohl (Abb. 9) die Unterschiede nicht wesentlich erscheinen, ergeben die statistischen Berechnungen sowohl für den T-Test als auch für den nonparametrischen Test nach Wilcoxon einen signifikanten Unterschied (p jeweils < 0,05).

4.2.2.2 Axiale Kraft

Entsprechend der bereits vorher festgestellten linearen Beziehung zwischen Drehmoment und axialer Kraft finden sich korrespondierende Werte für die axiale Kraft. Bei insgesamt 20 Messungen beträgt der Durchschnittswert bei Erfassung der Vorderkante 1325

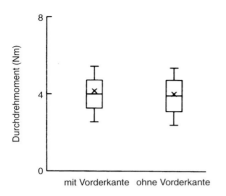

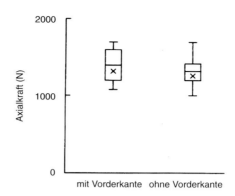

Abb. 9. Durchdrehmomente von 5,5-mm-Pedikelschrauben im Seitenvergleich an einem Wirbel mit bzw. ohne Erfassung der Wirbelsäulenvorderkante

Abb. 10. Axialkräfte von 5,5-mm-Pedikelschrauben im Seitenvergleich an einem Wirbel mit bzw. ohne Erfassung der Wirbelkörpervorderkante

$\pm$ 225 N (Maximum 1704, Minimum 1090, Median 1390 N). Ohne Erfassung der Vorderkante beträgt der Mittelwert 1268 $\pm$ 212,5 N (Maximum 1720, Minimum 990, Median 1334 N). Obwohl auch hier (Abb. 10) keine offensichtlich großen Differenzen bestehen, sind die Unterschiede signifikant.

5 Vergleichende biomechanische In-vitro-Untersuchung transpedikulärer Fixationssysteme unter statischen Belastungsbedingungen

Die steigende Zahl stabilisierender Eingriffe an der Wirbelsäule hat zur Entwicklung zahlreicher verschiedener Implantate geführt. Entsprechend liegt heute eine Vielzahl an Berichten über In-vitro-Stabilität einzelner Implantate oder aber vergleichende Stabilitätsuntersuchungen vor [4, 29, 35, 56, 66, 93, 102, 105, 107, 108, 118, 123, 125, 139, 140]. Nur wenige Arbeiten [102, 104, 106, 123] berichten hierbei über die Bewegungsauslenkung der Wirbelsäule auf den verschiedenen Körperachsen. Unter Berücksichtigung dieser dreidimensionalen Bewegungsauslenkung wird im folgenden eine vergleichende In-vitro-Untersuchung unter statischen Belastungsbedingungen zum Steifigkeitsverhalten der Wirbelsäule nach transpedikulären Osteosynthesen mit unterschiedlichen Implantaten vorgenommen.

5.1 Material

5.1.1 Präparate

Humane Wirbelsäulenpräparate von Th 11 bis einschließlich L 5 werden innerhalb von 24 h postmortal entnommen. Sie entstammen von Patienten beiderlei Geschlechts, die durchschnittlich im 64. Lebensjahr verstarben. Todesursachen sind Herzgefäßleiden, Leber- und Nierenversagen sowie Polytraumata, bei denen eine Verletzung der Wirbelsäule ausgeschlossen wurde. Von allen Präparaten werden Röntgenaufnahmen im a.-p.- und transversalen Strahlengang durchgeführt, um schwere degenerative Veränderungen zu erfassen. Präparate mit derartigen röntgenologischen Veränderungen werden aus der vergleichenden Untersuchung ausgeschlossen.

Die nach den Forderungen von Hirsch [55] in Ringer-Lösung getränkten und in einem Plastikbeutel gelagerten Präparate werden bei Raumtemperatur aufgetaut. Bei der Präparation wird der umgebende Muskel und Weichteilmantel vollständig enfernt unter Belassen aller Ligamente sowie des Kapselapparats der kleinen Wirbelgelenke. Die Segmente Th 11/12 sowie L 4/5 werden mit Schrauben aneinander fixiert und proximal und distal zylinderförmig in Polymethylmethacrylat eingegossen, um eine feste Einspannung der Präparate im Lastrahmen zu ermöglichen.

Die Einteilung der Präparate erfolgt zufällig in der Art, daß Durchschnittsalter sowie auch durchschnittliche Körpergröße und die Geschlechtsverteilung in jeder Gruppe möglichst übereinstimmen (Tabelle 1).

Tabelle 1. Einteilung der Präparate

Implantat	n	Alter [Jahre] ± SD	Körpergröße [cm] ± SD	Männlich	Weiblich
Kurze Kerberplatte	3	63,7 ± 7,1	168,0 ± 7,0	2	1
Lange Kerberplatte	6	64,1 ± 15,3	167,5 ± 13,4	4	2
Schlitzlochplatte	6	64,3 ± 6,8	166,3 ± 6,8	4	2
Fixateur interne	6	64,5 ± 14,7	170,5 ± 10,0	4	2
Plattenfixatur	6	62,2 ± 17,8	167,2 ± 7,9	4	2

5.1.2 Implantate und ihre Anwendung

Für langstreckige Montagen, also die Fusion von insgesamt 4 Bewegungssegmenten (2+2), werden Wirbelsäulenkerbenplatten (Synthes # 229.19) sowie die Schlitzlochplatte St. Georg (Fa. Link, Hamburg) verwandt; für die kurzen Montagen über 2 Segmente (1+1) kommen der Fixateur interne [29] sowie der Plattenfixateur St. Georg [137] und eine kurze Wirbelsäulenkerbenplatte (Synthes # 229.15) zur Anwendung.

Für die Implantation der Wirbelsäulenkerben- sowie der Schlitzlochplatten und auch des Plattenfixateurs werden 56 mm lange, 4,5-mm-AO-Kortikalisschrauben verwandt. Bei der Kerbenplatte werden zusätzlich in der Originaltechnik nach Roy-Camille die kleinen Wirbelgelenke mit 40 mm langen, 4,5-mm-Kortikalisschrauben fixiert.

Die Montagen werden unter Bildwandlerkontrolle vorgenommen, um eine optimale Positionierung der transpedikulären Schrauben zu erzielen. Hierbei wird das Original-AO-Instrumentarium verwandt.

5.1.2.1 Wirbelsäulenkerbenplatte

Bei der Wirbelsäulenkerbenplatte handelt es sich um eine modifizierte Roy-Camille-Platte. Um die erforderliche Vorbiegung der Platten zur Implantation zu erleichtern, sind die Platten zwischen den Rundlöchern gekerbt. Der kurze Lochabstand dient der zusätzlichen Verschraubung der kleinen Wirbelgelenke, entsprechend der Originaltechnik von Roy-Camille [110, 111]. Zur langstreckigen Spondylodese über insgesamt 4 Segmente werden 9-Loch-Platten (Abb. 11) implantiert, für kurzstreckige Montage wird das gleiche Plattenmaterial in Form von 5-Loch-Platten verwandt.

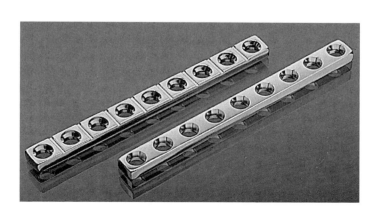

Abb. 11. 9-Loch-Wirbelsäulenkerben-platten (AO/ASIF)

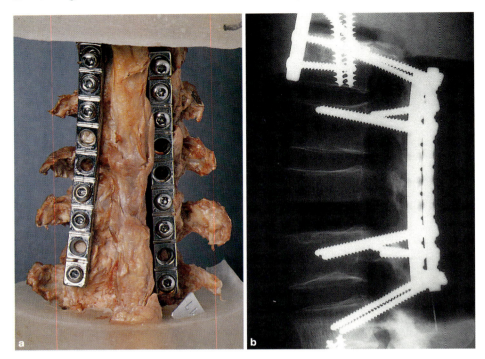

Abb. 12 a, b. Montage der 9-Loch-Kerbenplatten (AO/ASIF), Dorsalansicht (**a**). Im transversalen Strahlengang (**b**) erkennbar, daß die kleinen Wirbelgelenke nicht in allen Segmenten verschraubt sind. Proximal und kaudal sind die Präparate in Polymethylmetacrylat eingegossen.

Die exakte Positionierung der transpedikulären Schrauben gestaltet sich bei diesem Implantat dann schwierig, wenn die Präparate von großen Patienten stammen. Die 9-Loch-Platte ist hier relativ zu kurz. Weiterhin erlaubt die vorgegebene Lochgeometrie nicht in allen Fällen die korrekte addionelle Fixierung der kleinen Wirbelgelenke (Abb. 12).

5.1.2.2 Schlitzlochplatte St.-Georg

Bei der Schlitzlochplatte St.-Georg (Fa. Link, Hamburg) sind die Schraubenlöcher schlitzartig angelegt und erlauben während des Einbringens der Platte die Verschiebung derselben um die Länge des Schlitzlochs. Der feste Sitz der Schrauben wird durch wellenförmige Einkerbungen der Lochränder gewährleistet, die das Abgleiten des Schraubenkopfes im Schlitz verhindern soll. Die Platte besitzt an der Unterseite ein U-Profil, welches die Steifigkeit der Platte erhöht. Gleichzeitig soll durch das U-Profil der Sitz der Platte an den prominenten Anteil der Gelenkfortsätze verbessert werden. Für die Untersuchung werden 5-Loch-Platten zur langstreckigen Montage (2+2) verwandt (Abb. 13).

Bei diesem Implantat lassen sich aufgrund der Länge des Schlitzlochs die Schrauben mühelos parallel zur Grund- und Deckplatte einbringen (Abb. 14).

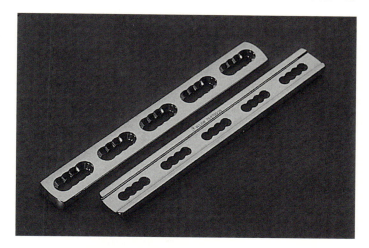

Abb. 13. Schlitzloch-
platte St.-Georg (5-
Loch) zur langstrecki-
gen Montage (2+2)

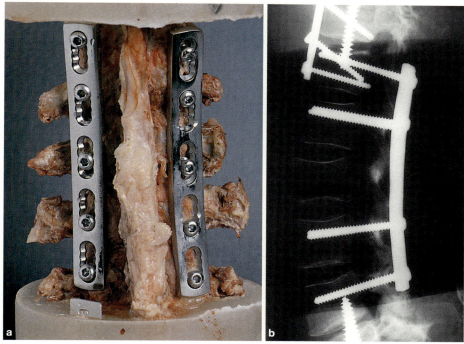

Abb. 14 a, b. Wirbelsäulenpräparat nach Instrumentation mit Schlitzlochplatte St.-Georg (**a**). Im
transversalen Strahlengang die gute Positionierung der transpedikulären Schrauben erkennbar (**b**).

5.1.2.3 Fixateur interne

Der Fixateur interne (AO/ASIF) besteht für die hier gewählten Montagen aus 10 cm langen Gewindestangen, die an 2 Seiten abgeflacht sind, um ein spontanes Lösen der Muttern zu verhindern, die die Montage abschließend sichern. Dies geschieht, indem der ein-

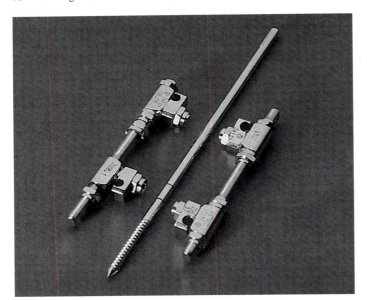

Abb. 15. Fixateur interne (AO/ASIF)

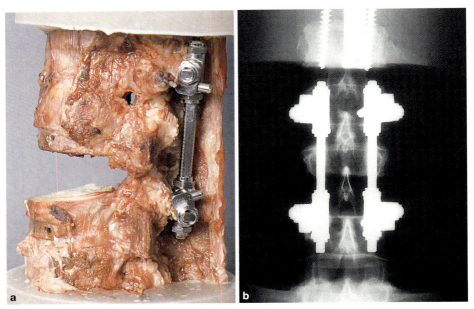

Abb. 16 a. Endgültige Montage des Fixateur interne (AO/ASIF) am Präparat. **b** In der Seitansicht erkennbar die Resektion des kaudalen Abschnitts des 2. Lendenwirbelkörpers

seitige Kragen der Muttern am Ende der Montage in die Abflachung zusammengedrückt wird. Des weiteren gehören zum Fixateur interne Winkel- und Klemmbacken sowie die Schanz-Schrauben mit selbstschneidendem Gewinde (Abb. 15).

Die Implantion des Fixateur interne (Abb. 16) wird nach den von Dick [29] angegebenen Richtlinien vorgenommen, insbesondere wird auf die abschließend erforderliche Verklemmung der Backen geachtet.

5.1.2.4 Plattenfixateur St.-Georg

Der Plattenfixateur St.-Georg (Fa. Link, Hamburg) besteht aus modifizierten Schlitzlochplatten (3-Loch) sowie zusätzlichen Druckplättchen, die mittels Imbusschrauben fest an der Schlitzlochplatte montiert werden können (Abb. 17). Das Anziehen der Imbusschrauben sorgt bei der endgültigen Montage für eine feste Verklemmung des Schraubenkopfes zwischen Schlitzlochplatte und Druckplättchen. Hierdurch entsteht eine winkelstabile Verbindung zwischen transpedikulärer Schraube und dem axialen Verankerungs-

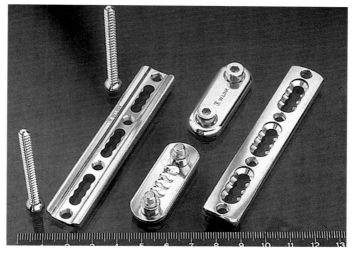

Abb. 17. Plattenfixateur St.-Georg bestehend aus modifizierten Schlitzlochplatten (3-Loch) sowie jeweils 2 Druckplättchen, die durch Imbusschrauben fest an die Schlitzlochplatte gepreßt werden

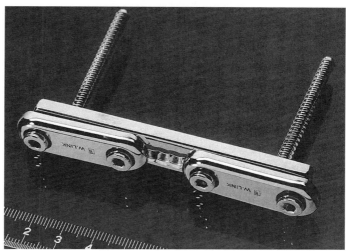

Abb. 18. Plattenfixateur St. Georg nach endgültiger Montage

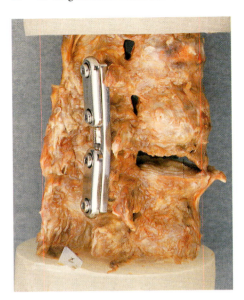

Abb. 19 Seitansicht der Montage des Platten-fixateur St.-Georg am Präparat, zentral vorgebogen

träger, der Platte (Abb. 18). Bei der Implantation kann durch Vorbiegung der Schlitzloch-platten dieses Systems das Implantat den Krümmungen der Wirbelsäule ebenso angepaßt werden wie bei den Plattensystemen. Allerdings ist darauf zu achten, daß diese Vorbie-gung im Zentrum der Platte erfolgt, um die Druckplättchen fixieren zu können (Abb. 19).

5.2 Methoden

5.2.1 Lastrahmen zur Applikation von Biege- und Drehmomenten

Um eine möglichst große Vielzahl an Bewegungsauslenken um die verschiedenen Kör-perachsen simulieren zu können sowie kombinierte Belastungen mit axialer Vorlast zu ermöglichen, wird ein spezieller Lastrahmen mit den Rahmenmaßen von 180 × 60 × 45 cm entwickelt (Abb. 20).

In Anlehnung an Purcell [108] sowie Wörsdörfer [139] wird zur Simulation von Beu-gung bzw. Streckung eine Anordnung gewählt, die durch entsprechende Rollenlagerung das Aufbringen weitestgehend schubfreier Biegemomente erlaubt (Abb. 21).

Der am kranialen Anteil der Wirbelsäule angreifende Abschnitt der Testvorrichtung wird durch Gegengewichte vollständig kompensiert, um nicht definierbare zusätzliche Kräfte und Momente zu vermeiden. Durch Drehung der Präparate ist es möglich, die Biegemomente sowohl im Sinne einer Flexion als auch im Sinne einer Extension oder aber Seitbeugung zu applizieren (Abb. 22, 23).

Unabhängig sowie auch in Kombination mit anderen Kräften und Momenten kann ein axiales Drehmoment im Sinne der Torsion appliziert werden: Durch Angriff von Seilzü-gen werden über einen Teller die Drehmomente auf die kranialen Segmente der Wirbel-säule übertragen (Abb. 24).

Abb. 20. Seitenansicht des Lastrahmens

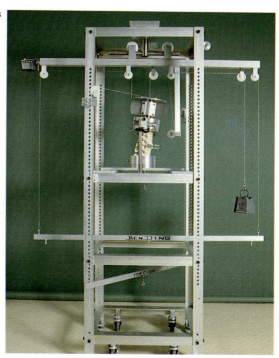

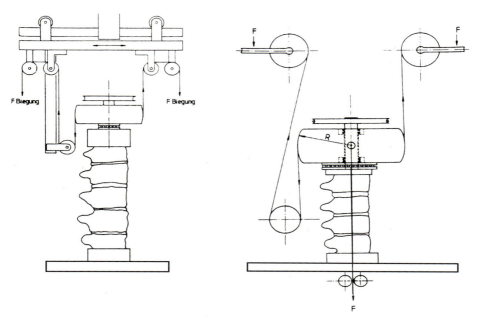

Abb. 21. Schematische Darstellung der Applikation von Biegemomenten, hier im Sinne der Extension, durch Rollenlagerung *(links)* weitestgehend schubfrei

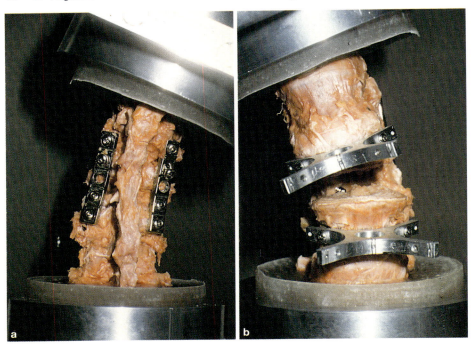

Abb. 22 a. Dorsal- bzw. **b** Ventralansicht einer Wirbelsäule bei Applikation eines Biegemoments im Sinne einer Seitbeugung nach rechts

Abb. 23. Bewegungsauslenkung der Wirbelsäule bei Extension

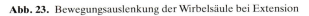

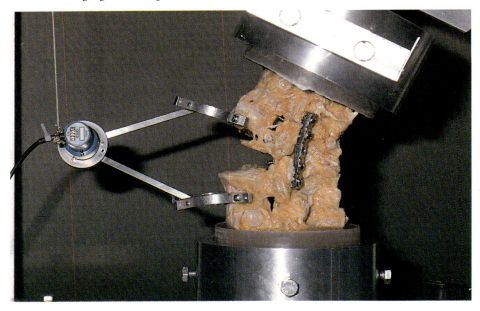

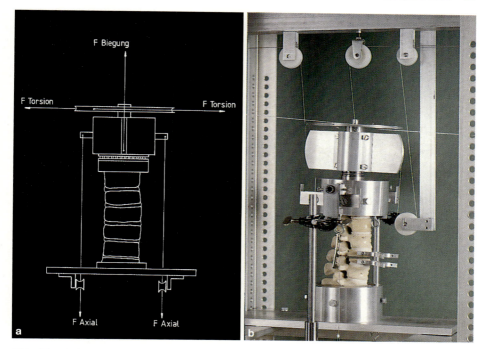

Abb. 24 a. Schematische Darstellung der Applikation von Torsionsmomenten. Detailaufnahme der Testmaschine: sichtbar die Seilzüge, die über einen Teller axiale Drehmomente auf den kranialen Abschnitt des Präparats übertragen (**b**)

5.2.2 Dreidimensionale Erfassung der Instabilität

Unterschiedliche Belastungen der Wirbelsäule werden in den einzelnen Segmenten mit Bewegungsauslenkungen in unterschiedliche Richtungen beantwortet. Die Auslenkungen entsprechen hierbei nicht einer reinen Rotation um eine der 3 Körperachsen. Entsprechend kann beispielsweise beim Vorwärtsbeugen neben der Rotation um die Querachse des Körpers gleichzeitig die Annäherung zweier benachbarter Wirbel, also eine Verschiebung der Wirbel auf der axialen Achse beobachtet werden. Weiterhin resultiert bei dieser Belastungsform eine Vorverlagerung des kranialen Wirbels zum kaudalen, entsprechend den Verschiebungen auf der Sagittalachse.

Um diese gekoppelten Bewegungen im einzelnen betrachten zu können, wird ein Meßverfahren entwickelt, welches die Steifigkeit der Wirbelsäule in allen 6 Freiheitsgraden erfassen läßt. Die Messungen beruhen hierbei in der Aufzeichnung der Relativbewegungen zweier Ebenen. Diese Ebenen sind definiert durch je 3 Punkte (hier das Zentrum halbkugeliger Einwölbungen) an 2 identischen Aluminiumsternen, welche am kranialen Abschnitt des frakturierten (kaudal resezierten) Wirbelkörpers sowie am Wirbelkörper unterhalb der Fraktur befestigt sind (Abb. 25).

Die Messung von 9 Distanzen (von jedem definierten Punkt des Sterns unterhalb der Fraktur zu jedem definierten Punkt des Sterns oberhalb der Fraktur in festgelegter Reihenfolge) läßt die Daten gewinnen, durch die die Rotationen und Verschiebungen um

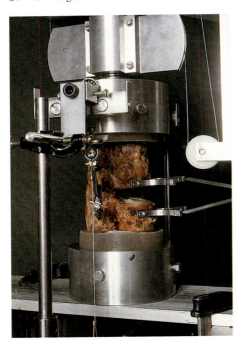

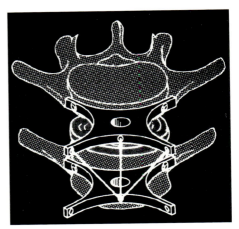

Abb. 26. Definierte Meßstrecken zwischen 2 Aluminiumsternen, die die Bewegung der Wirbelsäule übertragen; hier dargestellt 3 der 9 durchgeführten Messungen

Abb. 25. Wirbelsäulenpräparat, eingespannt in den dreidimensionalen Lastrahmen, armiert mit Meßsternen ober- und unterhalb der Osteotomie

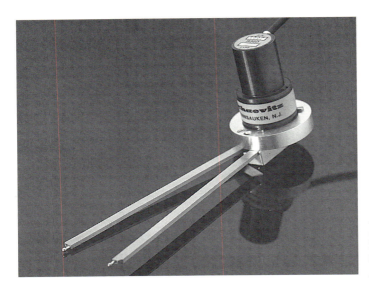

Abb. 27. Goniometer (Fa. Schaevitz) mit Metallarmen an deren Spitze sich Stahlkugeln befinden

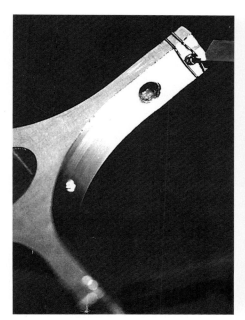 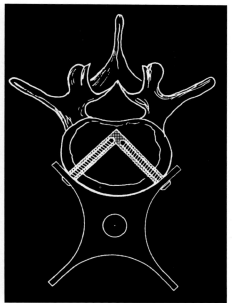

Abb. 28. Fester Sitz der Stahlkugeln des Goniometers im Aluminiumstern, durch Stahldrähte gesichert

Abb. 29. Fixation der Metallsterne am Wirbelkörper in einem schmalen Palacossaum. Die Verlängerung der Schraubenachse weist auf den Schnittpunkt der Koordinatenachsen

bzw. auf den Koordinatenachsen im Vergleich zur Ausgangslage errechnet werden können (Abb. 26).

Die Distanzmessungen erfolgen mit einem Goniometer (RVDT, Fa. Schaevitz, Typ R 30D, Seriennr. 5991), welches mit Armen versehen wird, an deren Ende Stahlkugeln befestigt sind (Abb. 27). Diese Stahlkugeln lassen sich exakt in die Einwölbung der Aluminiumsterne einpassen, wobei kleine Metalldrähte für einen festen Sitz sorgen (Abb. 28) und dennoch die Verdrehungen der Stahlkugeln zulassen.

Der Schnittpunkt aller Achsen befindet sich an einem Punkt, der durch die zentrale Achse der beiden Schrauben, mit denen die Sterne am Wirbelkörper befestigt sind (Abb. 29), definiert ist. Die Fixation der Sterne am Wirbelkörper erfolgt mittels 3,5-mm-AO-Kortikalisschrauben von 40 mm Länge. Der feste Sitz der Schrauben wird durch einen schmalen Polymethylmethacrylatsaum erzielt, der über eine 4,5-mm-Bohrung eingebracht wird.

Da die Geometrie der Wirbelkörper von Präparat zu Präparat unterschiedlich ist, werden die Wirbelkörper vor der Montage des Sterns mit Meßlehren abgetastet (Abb. 30). Bei entsprechend kleinen Wirbelkörpern muß ggf. ein definiertes Metalldistanzstück zwischen Wirbelknochen und Metallstern gelegt werden, um die reguläre Distanz zum Schnittpunkt der Drehachsen zu erreichen. Zur Erleichterung der exakten Fixation der Metallsterne wird eine spezielle Bohrlehre benutzt (Abb. 31).

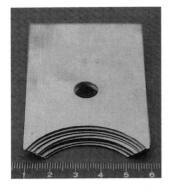 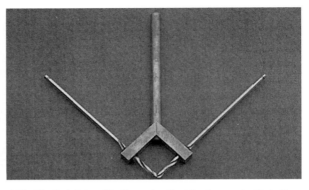

Abb. 30. Meßlehren aus Kupfer zur Bestimmung des Radius der Wirbelkörper

Abb. 31. Bohrlehre für die exakte Positionierung der Bohrlöcher zur Fixation der Metallsterne

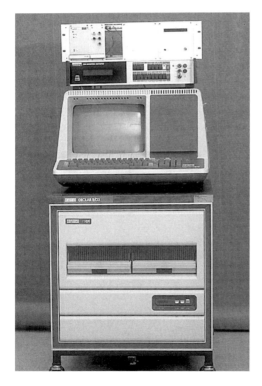

Abb. 32. Meß- bzw. Speichereinheit zur Übernahme der Daten auf Diskette

Die einzelnen in definierter Reihenfolge mit dem Goniometer ermittelten Distanzen werden über einen Voltmeter mit digitalem Ausgang (Fa. Schlumberger, Typ 7066, Datastore Voltmeter) in einen Rechner geleitet (Fa. Digital Equipment Corporations, Typ Declab 11/03 mit Disketteneinheit rx01) und dort auf Disketten gespeichert (Abb. 32). Später werden die Daten in einen größeren Rechner (Digital Equipment Corporations, Typ

Abb. 33. Schnittpunkt
der Koordinaten-
achsen – wie für
die Berechnungspro-
gramme definiert

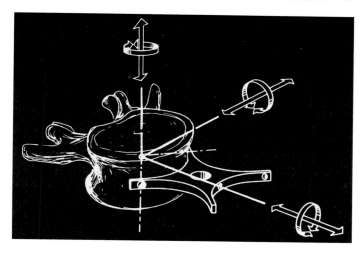

VAX 11/730) überspielt. Hier werden die endgültigen Ergebnisse, also die Rotationen und Verschiebungen (Translationen) um/auf die/den Koordinatenachsen mit speziellen Programmen errechnet (Abb. 33).

Die Berechnung der 6 Bewegungsauslenkungen (3 Rotationen, 3 Translationen = Verschiebungen) erfordert lediglich die Einbeziehung von 6 Messungen, um die 6 Unbekannten zu lösen. Entsprechend werden mit einem auf der Vektorrechnung basierenden Programm zunächst unter Verwendung von nur 6 der 9 Messungen die Daten aufgearbeitet. In einem zweiten Programm werden dann alle 9 Messungen in die Auswertung einbezogen. Diese 3 „überflüssigen" zusätzlichen Informationen, die in dem zweiten Programm verarbeitet werden, sollen der Reduktion des Fehlers der endgültigen Ergebnisdaten dienen.

5.2.3 Fraktur-(Instabilitäts-) Typ

Wörsdörfer [139] und Dick [29] verwandten bei ihren biomechanischen Untersuchungen einen Frakturtyp mit hoher ventraler Instabilität, indem sie mit einer keilförmigen Osteotomie eines Lendenwirbelkörpers die Fraktur simulierten.

Dieses Frakturmodell ist insofern problematisch, als daß durch Annäherung der Wirbelkörperhinterwand bei sehr flexiblen Systemen eine Eigenabstützung erfolgt und eine Verfälschung der Resultate beinhalten kann. Voruntersuchungen zeigten, daß bei Aufbringen eines a.-p.-Biegemoments nach keilförmiger Osteotomie eines Wirbelkörpers bei instabilen Osteosynthesen das kraniale Fragment das kaudale berühren kann, um dann schlagartig bei höheren Belastungen nach dorsal oder aber ventral abzugleiten (Abb. 34). Im Rahmen einer dreidimensionalen Erfassung der Instabilität würden somit erhebliche Verfälschungen auftreten und eine Vergleichbarkeit der Resultate verhindern. Entsprechend wird eine Osteotomie des 2. Lendenwirbelkörpers gewählt, bei der der untere Anteil des 2. Lendenwirbelkörpers reseziert wird im Sinne einer Fraktur mit hoher vorderer Instabilität und Beteiligung der Grundplatte. Zusätzlich werden vorderes und hinteres Längsband reseziert (s. Abb. 16).

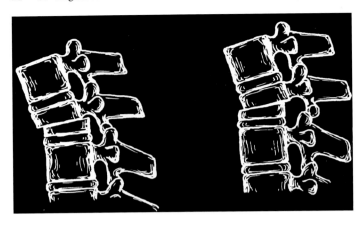

Abb. 34. Unterschiedliches Abgleiten des kranialen Fragments eines keilosteotomierten Wirbels nach ventral bzw. dorsal

5.2.4 Belastungen

Die Belastungen der Präparate erfolgen in der Reihenfolge:

- Flexion,
- Extension,
- Seitbeugung (nach rechts),
- Torsion (nach rechts).

Die Applikation schubfreier Biegemomente (Flexion, Extension, Seitbeugung) erfolgt in 4 Stufen bis zu 20 Nm: 6,02, 10,93, 16,03, 20,74 Nm.

Die ungewöhnlichen Lastschritte ergeben sich hierbei aus der Konstruktion des Lastrahmens.

Bei der Torsion erfolgen 4 Belastungsstufen bis 15 Nm: 5,36, 7,24, 10,02, 14,86 Nm.

Nach jeder unterschiedlichen Belastungsart werden die Präparate für 1 h in Ringer-Lösung gelegt und die Montagen vor erneuter Installation im Lastrahmen und neuerlicher Belastung auf deren sicheren Sitz überprüft. Während der Meßvorgänge werden die Präparate durch in Ringer-Lösung getränkte Gaze feucht gehalten (Abb. 35).

5.2.5 Kriechen (Creep)

Als Ausdruck der Anpassung des Fixationssystems an das Präparat kommt es bei Lastapplikationen zu einem Kriechen. Diese Kriechphase kann bei On-line-Messungen, allerdings unter Berücksichtigung der viskoelastischen Eigenschaften des Modells, vernachlässigt werden. Es darf aber nicht vernachlässigt werden bei statischen Messungen. Dies gilt besonders dann, wenn – wie bei dieser Untersuchung – erst mehrere nacheinanderfolgende Messungen einen Lastfall beschreiben. Deshalb wird nach jeder Lastapplikation der Meßvorgang erst nach jeweils 5 min vorgenommen. Das Kriechen selbst wird vorher konstant aufgezeichnet, um auszuschließen, daß die Messung noch innerhalb der Kriechphase vorgenommen wird.

Abb. 35. Feuchthalten der Präparate durch
Einwickeln in getränkter Gaze

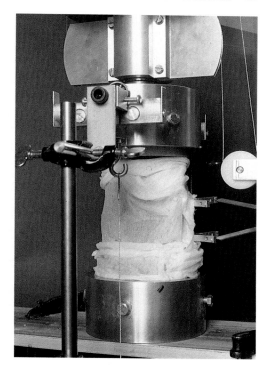

5.2.6 Datenanalyse und Darstellung

Die gesamte Auswertung erfolgt mit dem Datenverarbeitungsprogramm SPSSx (Statistical Package for Social Sciences) für Großrechner (Fa. SPSS Inc., Chicago/USA). Es wird zunächst im Rahmen einer Varianzanalyse geprüft, welche Bewegungsauslenkungen bei den unterschiedlichen Belastungen relevant sind. Lediglich diese relevanten Bewegungsauslenken werden einer weiteren statistischen Untersuchung mit dem nonparametrischen Test nach Wilcoxon unterzogen.

Dabei wird im Rahmen der vergleichenden Untersuchung jedes Implantat bei jeder Laststufe in jeder Belastungsart miteinander verglichen. Obwohl die einseitige Fragestellung, ob Implantat A eine höhere Steifigkeit als Implantat B vermittelt, es erlaubt, die Signifikanz mit $p < 0{,}1$ anzusetzen, werden bei den einzelnen Tests ausschließlich Signifikanzen mit $p < 0{,}05$ Erwähnung finden.

Die unterschiedliche Bewegungsauslenkungen werden als Funktion der Belastung dargestellt. In einzelnen Fällen erfolgt die zusätzliche Darstellung der Werte als Steifigkeitsquotient, um die verschiedenen Experimente übersichtlicher vergleichen zu können.

5.3 Verifikation der dreidimensionalen Messung

Vor Beginn jeder Meßserie (also bei jeder unterschiedlichen Belastungsart) werden jeweils die bekannten Abstände zwischen den definierten Punkten an beiden Aluminiumsternen als Referenzdistanzen gemessen. Dabei ergibt sich über einen Verlauf von 2 Monaten eine Standardabweichung von ± 0,015 mm. Nimmt man nun an, daß sämtliche Distanzen, die zur endgültigen Kalkulation erforderlich sind, einen Meßfehler dieser Größenordnung beinhalten, so rechnet sich dieser Fehler hoch. Entsprechend werden zahlreiche Simulationsrechnungen durchgeführt. Dabei zeigt sich, daß die Einbeziehung aller neun Messungen in die Berechnungen (s. 5.2.2) zu einer deutlichen Reduktion des endgültigen Fehlers führt. Interessant ist hierbei, zu beobachten, daß der Fehler für die Bewegungsauslenkungen für die einzelnen Achsen deutliche Unterschiede aufweist (Abb. 36).

Aufgrund der Analyse der täglich mehrfach durchgeführten Messungen der Referenzdistanzen kann bei unseren Berechnungen davon ausgegangen werden, daß der maximale Fehler bezüglich der Rotation um die Transversalachse 0,21°, bei Rotation um die axiale Achse 0,18° und bei Rotation um die sagittale Achse 0,04° beträgt. Bezüglich der Verschiebungen ist der Fehler auf der Transversalachse mit 0,2 mm am höchsten, für die Sagittalachse beträgt er 0,08 und für die axiale Achse 0,13 mm.

Diese Werte betreffen die Simulationsrechnung unter Einbeziehung aller 9 Distanzmessungen, welche für die endgültige Auswertung auch herangezogen wurden. Da in der Simulation eine Standardabweichung von 0,03 mm für jede Distanz angenommen wurde, kann eher davon ausgegangen werden, daß die Genauigkeit der Methode noch höher ist.

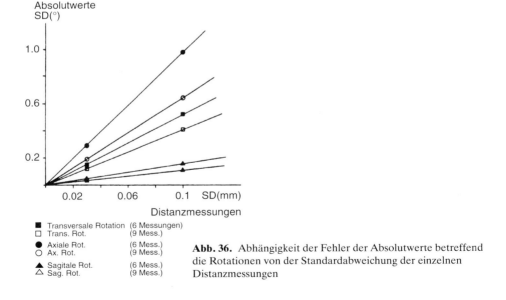

Abb. 36. Abhängigkeit der Fehler der Absolutwerte betreffend die Rotationen von der Standardabweichung der einzelnen Distanzmessungen

5.4 Ergebnisse – Steifigkeit im Frakturbereich nach transpedikulärer Osteosynthese

5.4.1 Flexion

Die statistisch relevanten Bewegungsauslenkungen bei Applikation eines a.-p.-Biegemoments im Sinne der Flexion sind die Rotation um die Körperquerachse (transversale Rotation), die Annäherung des kranial gelegenen Wirbels zum kaudalen (axiale Translation) sowie die Verschiebung des kranialen Wirbels nach vorne (sagittale Translation).

Die weitaus größten Bewegungsauslenkungen betreffend die transversale Rotation treten bei der bisegmental (1+1) implantierten Kerbenplatte auf, die bereits in der ersten Belastungsstufe hohe Werte zeigt. Die Fixateursysteme weisen nahezu einen parallelen Kurvenverlauf auf. Die Schlitzlochplatte zeigt die geringsten Bewegungsausschläge (Abb. 37).

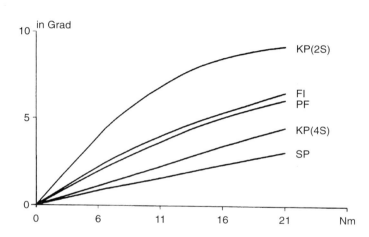

Abb. 37. Rotation um die transversale Achse bei Flexion (*KP 2S* Kerbenplatte bisegmental, *KP 4S* Kerbenplatte 4segmental, *SP* Schlitzlochplatte, *FI* Fixateur interne, *PF* Plattenfixateur)

Statistisch vermitteln die langen Plattensysteme in allen Belastungsstufen eine signifikant höhere Rotationssteifigkeit gegenüber den Fixateursystemen und der kurzen Kerbenplatte (p < 0,05). Das gleiche statistische Ergebnis ergibt sich für die Schlitzlochplatte gegenüber der Kerbenplatte in der höchsten Belastungsstufe sowie für die beiden Fixateursysteme ab der 2. Belastungsstufe gegenüber der kurzen Kerbenplatte.

Die höchste Steifigkeit bezüglich der transversalen Rotation errechnet sich mit 6,6 Nm pro Winkelgrad für die Schlitzlochplatte. Der Wert für die ebenfalls über 4 Segmente implantierte Kerbenplatte liegt mit 4,2 Nm pro Winkelgrad aufgrund des steileren Kurvenverlaufs deutlich darunter. Fixateur interne und Plattenfixateur erzielen mit jeweils 3,5 Nm pro Winkelgrad die gleiche Steifigkeit, das System mit der geringsten Steifigkeit stellt die kurze Kerbenplatte dar (Abb. 38).

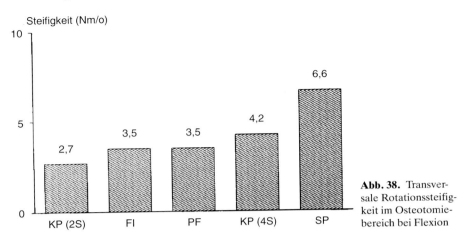

Abb. 38. Transversale Rotationssteifigkeit im Osteotomiebereich bei Flexion

Erwartungsgemäß – infolge der Kopplung der Bewegungen – treten die größten Axialverschiebungen im Osteotomiespalt bei Verwendung der kurzen Kerbenplatte, die geringsten bei den langen Plattensystemen auf (Abb. 39). Die Unterschiede zwischen der langen Kerbenplatte, der Schlitzlochplatte und dem Fixateur interne gegenüber der kurzen Kerbenplatte sind signifikant ($p < 0,05$). Für den Plattenfixateur trifft dies gegenüber der kurzen Kerbenplatte erst ab der 2. Belastungsstufe zu.

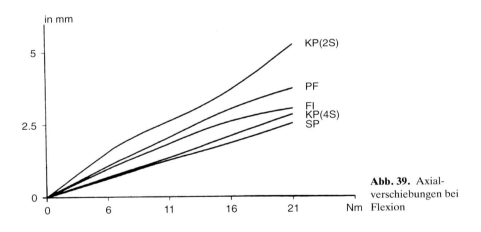

Abb. 39. Axialverschiebungen bei Flexion

Entsprechend dem Kurvenverlauf wird der höchste Steifigkeitskoeffizient mit 7,8 Nm/mm für die Schlitzlochplatte berechnet. Allerdings sind die Werte sowohl für die lange Kerbenplatte als auch für den Fixateur interne nur gering niedriger. Der Plattenfixateur besitzt eine geringere Steifigkeit als der Fixateur interne, die geringste Steifigkeit wird erneut für die kurze Kerbenplatteninstrumentation (Abb. 40) berechnet.

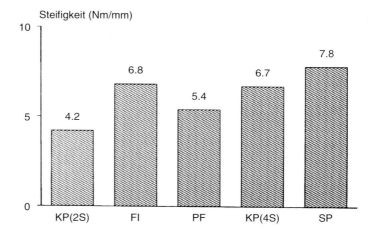

Abb. 40. Axiale Verschiebesteifigkeit im Osteoteomiespalt bei Flexion

Bei den sagittalen Verschiebungen bestehen deutliche Unterschiede zwischen den beiden Fixateursystemen zugunsten des Fixateur interne, der nahezu den gleichen Kurvenverlauf wie die langen Plattensysteme aufweist (Abb. 41). Die Unterschiede zwischen Fixateur interne, langer Kerbenplatte und Schlitzlochplatte gegenüber der kurzen Kerbenplatte und dem Plattenfixateur sind signifikant ($p < 0{,}05$), nicht aber zwischen der kurzen Kerbenplatte und dem Plattenfixateur.

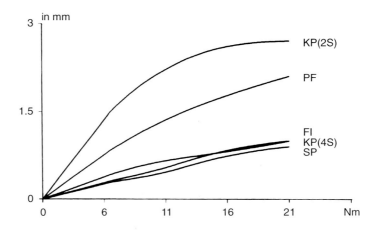

Abb. 41. Sagittalverschiebungen bei Flexion

Die höchste Steifigkeit errechnet sich infolge der Abflachung der Kurve bei höheren Belastungen mit 23,5 Nm für den Fixateur interne, geringfügig darunter liegt der Steifigkeitskoeffizient von Schlitzloch- und langer Kerbenplatte. Die Werte des Plattenfixateurs und der kurzstreckig instrumentierten Kerbenplatte liegen deutlich darunter. Aufgrund des unterschiedlichen Kurvenverlaufs, der einen steten Anstieg beim Plattenfixateur zeigt und bei der Kerbenplatte sich wieder abflacht, unterscheiden sich die Steifigkeitskoeffizienten zwischen diesen beiden Gruppen nur unwesentlich (Abb. 42).

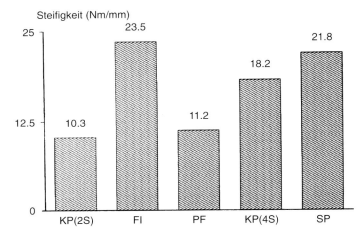

Abb. 42. Sagittale Verschiebesteifigkeit im Osteotomiebereich bei Flexion

5.4.2 Extension

Korrespondierend zu den Veränderungen im Osteotomiebereich, die bei der Flexion auftreten, sind auch bei der Extension die relevanten Bewegungen die Rotation um die Körperquerachse sowie die Verschiebungen auf der axialen und sagittalen Achse. Entsprechend der Belastung in entgegengesetzter Richtung weicht hier der Osteotomiespalt auseinander, der kraniale Wirbelabschnitt verschiebt sich gegenüber dem kaudalen nach hinten und die Drehung um die Körperquerachse erfolgt nach dorsal.

Der Kurvenverlauf für die axiale Rotationsauslenkung entspricht im wesentlichen dem bei Flexion. Allerdings liegen die Werte des Plattenfixateurs über denen des Fixateur interne und für die langen Kerbenplatten werden im Vergleich zur Schlitzlochplatte geringere Werte gemessen (Abb. 43). Gegenüber der kurzen Kerbenplatte sind die Verdrehungen aller anderen Fixationssysteme signifikant geringer ($p < 0,05$). Diese Unterschiede gelten auch für die lange Kerbenplatte gegenüber den Fixateursystemen ($p < 0,05$).

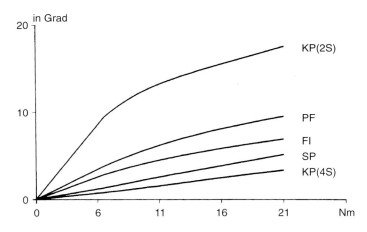

Abb. 43. Rotation um die Transversalachse bei Extension

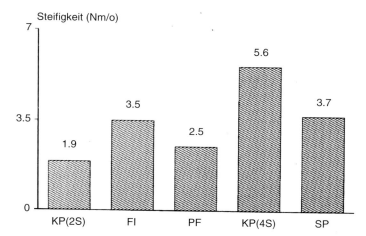

Abb. 44. Transversale Rotationssteifigkeit bei Extension

Die Steifigkeit der langen Kerbenplatte erreicht mit 5,6 Nm/° die mit Abstand höchsten Werte, die der Schlitzlochplatte und des Fixateur interne liegen mit 3,7 bzw. 3,5 Nm/° eng beieinander. Deutlich niedriger errechnen sich die Werte für den Plattenfixateur sowie für die kurzstreckig implantierte Kerbenplatte (Abb. 44).

Die geringsten axialen Verschiebungen treten auch hier bei der langen Kerbenplatte auf. Der Kurvenverlauf von Schlitzlochplatte und Fixateur interne gestaltet sich unterschiedlich: bei der Schlitzlochplatte mit zunehmender Belastung steiler, beim Fixateur zunehmend flacher (Abb. 45). Die statistische Auswertung zeigt erneut eine signifikant geringere Steifigkeit der kurzen Kerbenplatte im Vergleich zu allen anderen Implantaten. Dies gilt ebenso für die Fixateursysteme im Vergleich zur Kerbenplatte in den 3 oberen Belastungsstufen ($p < 0.05$).

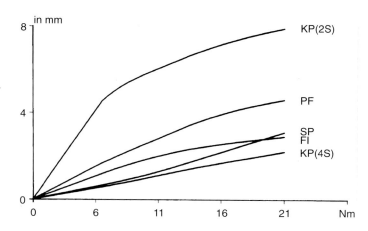

Abb. 45. Axiale Verschiebungen bei Extension

Wie bei der Flexion sind die Verschiebungen auf der sagittalen Achse geringer als auf der axialen Achse. Die Auslenkungen der einzelnen Implantate korrespondieren im wesentlichen mit den vorhergehend dargestellten. Es fällt wiederum die hohe Auslenkung des Plattenfixateurs wie schon bei der Flexion auf (Abb. 46).

Statistisch ist die lange Kerbenplatte gegenüber beiden Fixateursystemen in allen Belastungsstufen signifikant steifer, der Fixateur interne wiederum gegenüber dem Plattenfixateur in den oberen 3 Belastungsstufen ($p < 0,05$) und die kurze Kerbenplatte weist wiederum signifikante Unterschiede gegenüber allen anderen Implantaten auf. Entsprechend dem Kurvenverlauf bestehen keine signifikanten Unterschiede zwischen der Schlitzlochplatte und dem Fixateur interne.

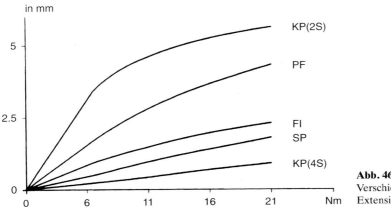

Abb. 46. Sagittale Verschiebungen bei Extension

5.4.3 Seitbeugung

Die relevanten Bewegungsauslenkungen bei der Seitbeugung sind die Rotation um die sagittale Körperachse (sagittale Rotation) sowie die Verschiebungen auf der Körperquerachse.

Bei der Stabilisierung mit langen Plattensystemen werden nur geringe Rotationen um die Sagittalachse beobachtet, bei den Fixateursystemen betragen sie ein Mehrfaches. Auch hier zeigt die kurze Platte den geringsten Stabilisierungseffekt (Abb. 47). Die statistischen Berechnungen bestätigen den Eindruck des Kurvenverlaufs: In allen Belastungsstufen sind die Bewegungsauslenkungen bei langen Plattensysteme signifikant geringer als bei den anderen Implantaten.

Das Verhalten der Verschiebungen auf der transversalen Achse entspricht dem der Rotation um die sagittale Achse (Abb. 48). Der Kurvenverlauf bei der kurzen Kerbenplatte ist atypisch, da sich ein Präparat bei der höchsten Belastung zu verwinden beginnt. Statistisch gelten die gleichen signifikanten Unterschiede wie bei der sagittalen Rotationsauslenkung.

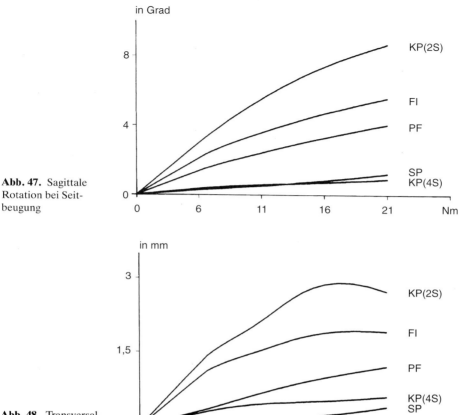

Abb. 47. Sagittale Rotation bei Seitbeugung

Abb. 48. Transversalverschiebungen bei Seitbeugung

5.4.4 Torsion

Die relevanten Bewegungsauslenkungen bei der Torsion sind die Verdrehungen um die Körperlängsachse (axiale Rotation) sowie die auf der Körperquerachse auftretenden Verschiebungen.

Erwartungsgemäß finden sich die geringsten axialen Rotationenauslenkungen bei den langen Plattensystemen. Allerdings erweist sich der Plattenfixateur hierbei als gleichwertig (Abb. 49). Die Verdrehungen um die Körperlängsachse sind beim Fixateur interne mehr als doppelt so hoch im Vergleich zu diesen Systemen. Die Werte der kurzen Kerbenplatte können nicht mehr als repräsentativ betrachtet werden, da nur bei einer Wirbelsäule die höchste Belastungsstufe überhaupt erreicht wird und bei den übrigen Präparaten die Montage bereits vorher zusammenbricht. Statistisch sind die langen Plattensysteme und der Plattenfixateur entsprechend dem Kurvenverlauf in allen Belastungsstufen signifikant steifer als die kurze Kerbenplatte und der Fixateur interne ($p < 0{,}05$).

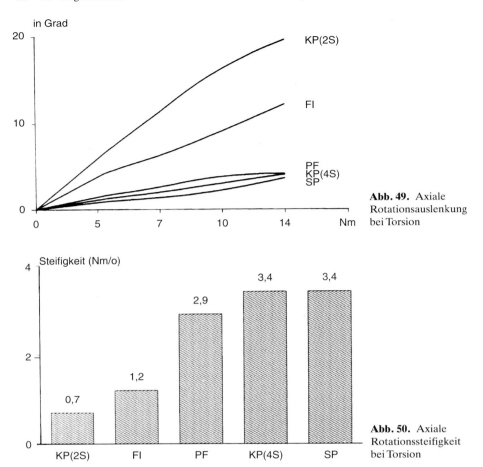

Abb. 49. Axiale Rotationsauslenkung bei Torsion

Abb. 50. Axiale Rotationssteifigkeit bei Torsion

Entsprechend den beobachteten Bewegungen errechnen sich die höchsten Steifigkeits-koeffizienten für die langstreckig instrumentierten Plattensysteme mit jeweils 3,4 Nm/°. Nur gering niedriger liegt der Wert beim Plattenfixateur mit 2,9 Nm/°, deutlich darunter die Steifigkeit des Fixateur interne (Abb. 50).

Die Verschiebungen auf der Transversalachse korrespondieren mit denen der axialen Verdrehungen (Abb. 51). Auch die statistischen Signifikanzen sind die gleichen.

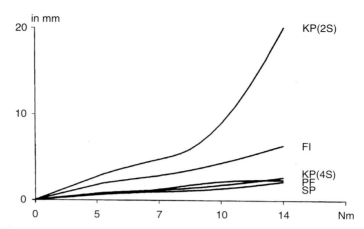

Abb. 51. Transversale Verschiebungen bei Torsion

6 Computergesteuerte pneumatische dynamische Belastung und dreidimensionale On-line-Messung der Bewegungsauslenkung humaner Wirbelpräparate

Auch wenn die zuvor beschriebene Meßmethode zur dreidimensionalen Bewegungsauslenkung humaner Wirbelpräparate exakte Ergebnisse liefern konnte, so war in dieser Versuchsanordnung doch nachteilig, daß die „Kriechphase" zur Beschreibung der Bewegungsauslenkung jedes Lastfalls abgewartet werden mußte. Dies bedingte letztlich auch die nur stufenweise mögliche Belastung. Ziel eines neuen Projekts war die Entwicklung einer computergesteuerten dynamischen Lastapplikation, die entsprechend eine dreidimensionale On-line-Messung erforderte, um auch hier die Bewegungsauslenkung der Wirbelsäule in allen Freiheitsgraden erfassen zu können.

6.1 Testvorrichtung

6.1.1 Computergesteuerte pneumatische Lastapplikation

Die Applikation der Drehmomente (Torsion) erfolgt mittels eines Pneumatikzylinders (Fa. Euromatik, Modell Aircyl, Typ 200-32), der über gelenkige Verbindungen die Kraft auf den kranialen Abschnitt der Wirbelsäule überträgt. Drosselrückschlagventile (Fa. Euromatik, Typ 93-018-00) regeln hierbei die Kolbengeschwindigkeit. Die Druckregelung erfolgt mittels Proportionaldruckregelventilen (Fa. Euromatik, Typ 40-881-10), die über einen Kompressor gespeist werden (Fa. Jun-Air, Modell 340). Um die tatsächlich angreifenden Kräfte am Ende des Zylinders überprüfen zu können, werden Miniaturkraftaufnehmer am Ende des Kolbenweges installiert, die über Dehnungsmeßstreifen in sog. Vollbrückenschaltung arbeiten (Fa. Sensotec, Modell 31/1430-05, Ohio/USA). Die Kraftmeßdosen messen in einem Bereich von 0,00222 N und können sowohl Zug- als auch Druckkräfte aufnehmen. Diese Kraftsensoren werden mit 10,0 V Gleichspannung betrieben, gespeist von einem Trägerfrequenzmeßverstärker (Fa. Hottinger Baldwin Meßtechnik, Typ KW 3073), der die gesamte Versorgungsspannung liefert. Über einen AD-Wandler werden die tatsächlich ankommenden Kräfte einem PC übermittelt, der die Ist-Werte mit den zu applizierenden Kräften vergleicht und den Soll-Wert neu regelt. Es handelt sich hierbei um einen IBM-AT-kompatiblen Rechner (Fa. Multitronix) mit Coprozessor 80287 für schnelle Arithmetikaufgaben sowie einer Multifunktionserweiterungskarte (Dash 16). Die genauen Regelkreise und Schaltpläne wurden früher beschrieben [13, 37]. Die ursprüngliche Versuchsanordnung (Abb. 52), die zur Applikation von Biegemomenten die Verwendung von 2 Pneumatikzylindern vorsah [76], wurde wieder verlassen, da diese Anordnung elektronisch nur schwer regelbar war und kurzfristig überschießende Momente zuließ. Ursächlich hierfür waren

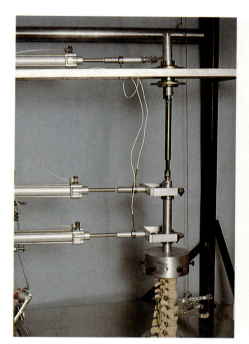
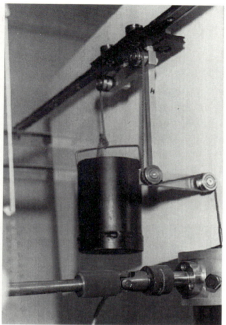

Abb. 52. Anordnung zur Applikation von Drehmomenten über solitären Pneumatikzylinder (*links oben*). Hier noch dargestellt die ursprüngliche Applikation von Biegemomenten über 2 Pneumatikzylinder (*links unten*)

Abb. 53. Kompensation der konstruktionsbedingten axialen Vorlasten durch Gegengewichte, die über ein reibungsarmes Schlittensystem laufen, *unten rechts* dargestellt Angriffspunkt des Drehzylinders zur Applikation von Biegemomenten

Schwingprobleme, die bei dem aufwendigen Regelalgorithmus infolge der Kompressibilität der Luft auftraten. Statt der 2 Zylinder, die mittels Druck- bzw. Zug ein Biegemoment erzeugten, wird bei den hier beschriebenen Versuchen ein Pneumatikdrehzylinder (Fa. Herion, Typ LDZ 3) verwandt. Die Kraftmessung erfolgt hierbei über einen Drehmomentaufnehmer (Fa. Burster Präzisionsmeßtechnik, Typ 8624); auch hier wird das Meßsignal über den beschriebenen Trägerfrequenzmeßverstärker verstärkt. Wie auch in der früheren Versuchsanordnung werden die konstruktionsbedingten axialen Vorlasten durch Gegengewichte kompensiert (Abb. 53), in diesem Fall über ein aufwendigeres, reibungsarm laufendes Schlittensystem [13].

6.1.2 Dreidimensionale On-line-Messung

Das Meßprinzip beruht auf den gleichen Überlegungen, die bereits vorher (s. Abschn. 5.2.2) angestellt wurden: die Erfassung der räumlichen Lage zweier Ebenen zueinander. Entsprechend der Erfordernis der parallelen Messung von 6 Distanzen für die 6 Freiheitsgrade (Rotationen bzw. Verschiebungen um/auf die/den 3 Körperachsen, werden nunmehr 6 Goniometer (Penny & Giles, UK, Model 3810/60) verwandt, die die einzelnen Meßstrecken zeitgleich bestimmen. Wie auch in der früheren Anordnung sind die Goniometer mit Schenkeln versehen, an deren Ende sich Kugeln befinden (Abb. 54).

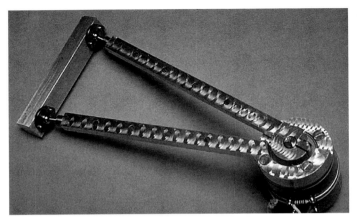

Abb. 54. Goniometer, am Ende eines jeden Schenkels mit Kugeln versehen, welche die Kalibrierungslehre abtasten

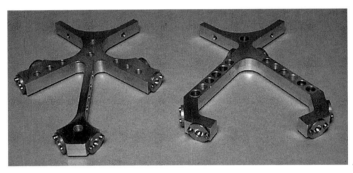

Abb. 55. Oberer (*links*) und unterer (*rechts*) Meßarm

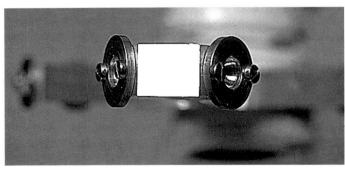

Abb. 56. Detailaufnahme des oberen Meßsterns, im Vordergrund 2 Lager zur Aufnahme der Goniometerschenkel, hinterlegt mit Miniaturmagnet

Die zu messenden räumlichen Ebenen werden wiederum durch Meßarme dargestellt, die an der Wirbelsäule fixiert werden. Die optimale Beschreibung der Lage zweier Ebenen zueinander wird dabei erreicht, wenn jede Ebene ein gleichseitiges Dreieck beschreibt und diese gleichseitigen Dreiecke gegeneinander um 180° verdreht sind. Dieses Prinzip findet u.a. in der Flugsimulatortechnik Anwendung. Die komplizierte Geometrie der Meßarme ergibt sich aus diesen Anforderungen (Abb. 55).

Korrespondierend zu den kugeligen Endpunkten der Schenkel der Goniometer befinden sich an jedem Meßarm 6 halbkugelige Einwölbungen für die Aufnahme der Gonio-

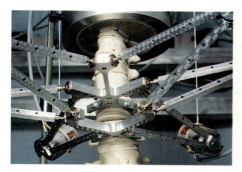

Abb. 57. Übersicht über die Anordnung der Goniometer während eines Meßvorgangs, hier mit künstlicher Wirbelsäule

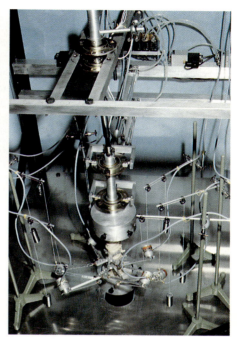

Abb. 58. Gesamtübersicht der Meßanordnung (Aufsicht)

meterschenkel. Diese Aufnahmelager sind mit Miniaturhochleistungsmagneten hinterlegt, die einerseits für eine ausreichende Haftung der Goniometerschenkel im Meßarm sorgen, andererseits bei Bewegungen der Meßsterne die Verdrehungen der kugeligen Endpunkte der Schenkel im Aufnahmelager nahezu reibungslos zulassen (Abb. 56).

Die einzelnen Goniometer werden für jede Messung in definierter Reihenfolge plaziert (Abb. 57). Da bei der Untersuchung langstreckiger Segmente erhebliche Bewegungsauslenkungen der Wirbelsäule möglich sind, sind alle Goniometer hängend an Laborständern über Federn gelagert, das Eigengewicht der Goniometer wird durch entsprechende Gegengewichte kompensiert (Abb. 58).

Während des Versuchsablaufs werden die einzelnen gemessenen Distanzen im PC gespeichert; in den folgenden beschriebenen Untersuchungen jeweils pro Nm Belastung. Somit ergeben sich bei einer Belastung bis 15 Nm entsprechend die Daten für 15 Lastfälle. Nach Ablauf dieser Meßreihe werden diese Daten automatisch von einem gespeicherten Programm zur Koordinatentransformation verarbeitet. Um Datenverluste zu vermeiden, werden die Ergebnisse automatisch ausgedruckt und gleichzeitig auf Disketten gespeichert. Ein weiteres Programm errechnet hierbei zusätzlich die Steifigkeit in Nm/° bzw. mm.

6.1.3 Versuchsablauf

Der Benutzer der Testvorrichtung wird menügesteuert durch die Messungsvorbereitungen geführt, die entsprechende Software wurde eigens hierfür erstellt. Bevor der eigentliche Versuch beginnt, müssen mehrere Vorbedingungen erfüllt werden, die sowohl einem Datenverlust wie auch fehlerhaften Versuchsbedingungen vorbeugen sollen. Das Programm zwingt zur Überprüfung der Einlage einer fehlerfreien Diskette zur Datenaufzeichnung, verlangt die Eingabe der Präparate- und Implantatdaten und den Namen des Untersuchers wie auch die Kalibrierung der Goniometer in festgelegter Reihenfolge mittels Kalibrierungslehre (s. Abb. 54). Automatisch wird die Grundstellung der Goniometer überprüft, eine Fehlermeldung verhindert den Start des Tests. Gleiches gilt für einen nicht ausreichenden Druckaufbau bei der Initialisierung der Zylinder. Das Programm verlangt weiterhin die Angabe der Reihenfolge der verschiedenen Belastungen wie auch deren Maximalwert. Bei Lösung eines Goniometerschenkels aus dem Aufnahmelager eines Meßsterns während des Versuchsablaufs wird der Versuch automatisch abgebrochen, die Daten werden nicht auf Diskette gespeichert, können allerdings ausgedruckt werden. Bei unseren Untersuchungen wurde ein Ablösen der Goniometer von einem der Meßsterne allerdings nicht beobachtet. Nach Ablauf einer Meßreihe in einer bestimmten Belastungsart beginnt sofort die Umrechnung der Daten (Koordinatentransformation), über den Monitor wird zu diesem Zeitpunkt gewarnt, irgendwelche Manipulationen am PC vorzunehmen, da ansonsten ein Datenverlust auftritt. Die errechneten Daten werden entsprechend den obigen Ausführungen gespeichert; danach kann die weitere vorgegebene Belastung gestartet werden.

6.2 Material und Methode

6.2.1 Material

6.2.1.1 Implantate und ihre Anwendung

Für bisegmentale Montagen, also die Einbeziehung der jeweils an den frakturierten Wirbel angrenzenden Wirbelkörper (1+1) werden 2 Druckplattenfixateure in verschiedenen Ausführungen sowie der Kluger-Fixateur verwandt, für eine monosegmentale Instrumentierung ein weiterer Druckplattenfixateur. Nach Implantation wird der korrekte Sitz des Implantats anhand von Röntgenbildern überprüft (s. Abb. 67).

Druckplattenfixateur (bisegmental)
Der in diesem Experiment verwandte Druckplattenfixateur (Fa. Litos, PF 89-3 bzw. 97-3) hat gegenüber dem früheren Plattenfixateur Modifikationen erfahren: die transpedikulären Schrauben sind mit einem gegenüber den AO-Schrauben runderen Schraubenkopf versehen, der für die Druckplättchen eine größere Anpreßfläche und bei festem Anziehen der Druckplättchen somit ein höheres Maß an Winkelstabilität bietet (Abb. 59). Dieser Druckplattenfixateur (Abb. 60) wird seit September 1988 für die operative Versorgung instabiler Wirbelsäulen verwandt.

Bei einem zweiten Druckplattenfixateur, der bisegmental implantiert wird, handelt es sich um eine neuerliche Modifikation des Schraubenkopfes, der nunmehr flach gestaltet ist. Einerseits soll hierdurch wiederum die Winkelstabilität des Systems erhöht werden,

Abb. 59. 5,5-mm-
Pedikelschrauben, im
Vergleich AO-Korti-
kalis und Spongiosa-
schraube *von links
nach rechts*: Pedikel-
schraube mit Flach-
kopf, normale Pedi-
kelschraube, Spongi-
osaschraube, Korti-
kalisschraube

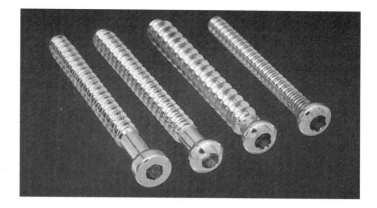

Abb. 60. Druck-
plattenfixateur für
bisegmentale Spondy-
lodese

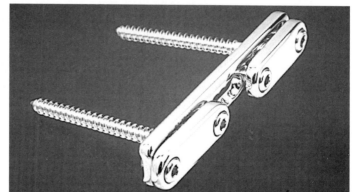

Abb. 61. Druckplat-
tenfixateur mit DPFF

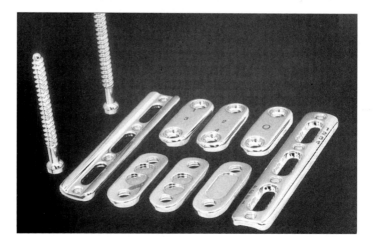

andererseits besteht infolge unterschiedlicher Geometrie der Druckplättchen die – allerdings beschränkte – Möglichkeit der Aufrichtung einer Fraktur über das System (Abb.
61). In unserer Versuchsanordnung werden Pedikelschrauben mit einem Außendurch-

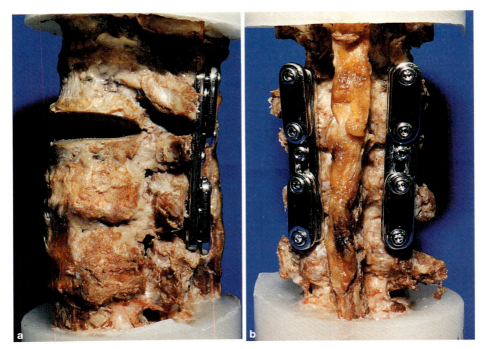

Abb. 62. DPF am Präparat implantiert

messer von 5,5 mm verwandt, der 1. Lendenwirbel wird mit einer 55 mm langen, der 3. Lendenwirbel mit einer 60 mm langen Schrauben besetzt (Fa. Litos, PFS-55 bzw. PFS-60). Da frühere Untersuchungen gezeigt haben, daß durch Einbeziehung des verletzten Segments in die Fusion eine Erhöhung der Steifigkeit im Frakturbereich zu erzielen ist [77], werden – wie auch bei der klinischen Anwendung – im Experiment die Pedikel des verletzten (osteotomierten) Wirbels mit dem 4,5-mm-Bohrer aufgebohrt und abschließend mit einer 45 mm langen, 6,5-mm-Spongiosaschraube (AO/ASIF) besetzt. Diese Art der Implantation (Abb. 62) betrifft beide bisegmental implantierten Druckplattenfixateure, die zur weiteren Unterscheidung, insbesondere auch in den Abbildungen, im folgenden als DPF (Druckplattenfixateur) bzw. DPFF (Druckplattenfixateur mit Flachkopfschraube) bezeichnet werden. Bei der Implantation der Pedikelschrauben wird mit dem 3,2-mm-Bohrer vorgebohrt und das Gewinde mit einem 5,5-mm-Gewindebohrer vorgeschnitten.

Kluger-Fixation
Bei der Implantation des Kluger-Fixateurs (KF) (Abb. 63, 64) wird das Originalinstrumentarium (Fa. Endotek) verwandt, wobei entsprechend der Dimension des Pedikels entweder 5,5 mm oder aber 6 mm dicke Schrauben für die transpedikuläre Verankerung zur Anwendung kommen.

Abb. 63. Kluger-Fixateur

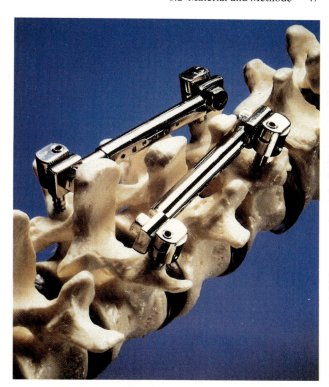

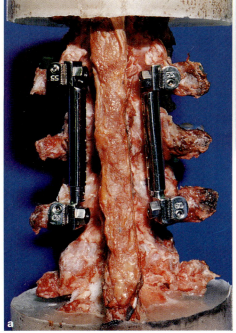

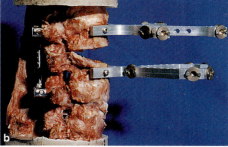

Abb. 64. Stabilisierung einer osteotomierten
Lendenwirbelsäule mit Kluger-Fixateur, in der
Seitansicht bereits mit Meßsternen versehen

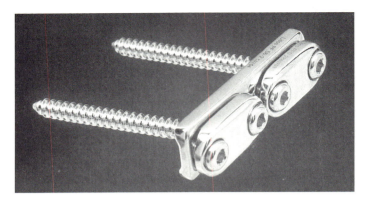

Abb. 65. DPF für die monosegmentale Spondylodese (DPFM), je eine Schraube fixiert in der Versuchsanordnung den osteotomierten (frakturierten), die andere den unmittelbar kranial gelegenen Wirbel

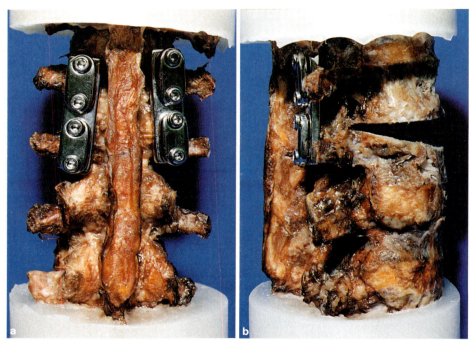

Abb. 66. Stabilisierung einer osteotomierten Wirbelsäule mit DPFM

Druckplattenfixateur (monosegmental)
Die Stabilisierung erfolgt von L 1 bis L 2 unter Verwendung des kurzstreckigen DPF und den entsprechend kleineren Druckplatten (Fa. Litos, PF-56-2 bzw. PFD-28). Als Schraubenmaterial dienen die gleichen Schrauben wie unter 6.2.1.1 beschrieben, wobei der 2. (osteotomierte) Lendenwirbel mit 60 mm langen Schrauben besetzt wird (Abb. 65, 66). Dieser monosegmental implantierte DPF wird im folgenden als DPFM bezeichnet.

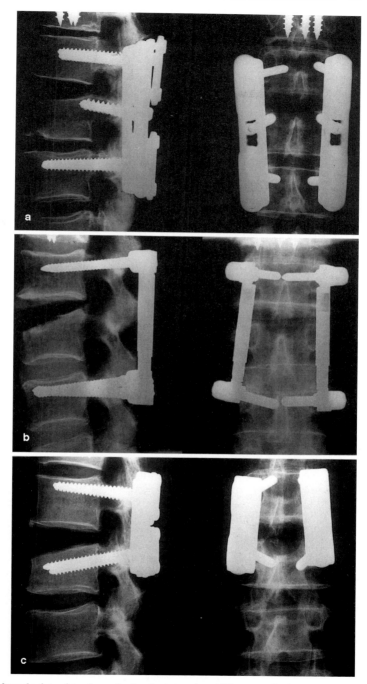

Abb. 67 a–c. Überprüfung der korrekten Lage der Implantate anhand Röntgenaufnahmen in 2 Ebenen: DPF, bisegmental implantiert, der osteotomierte Wirbel durch 6,5-mm-Spongiosaschrauben in die Fusion einbezogen (**a**), Kluger-Fixateur (**b**), DPFM (**c**)

6.2.1.2 Präparate

Insgesamt 24 humane Wirbelpräparate von Th 11 bis L 5 dienen der vergleichenden biomechanischen Untersuchung. Sie entstammen von Patienten, die durchschnittlich im 65. Lebensjahr verstarben. Schwere degenerative Veränderungen werden vor Einbeziehung in die Untersuchung durch Röntgenaufnahmen im a.-p.- und transversalen Strahlengang ausgeschlossen.

6.2.2 Methoden

6.2.2.1 Qualitative Analyse der Wirbelpräparate

Alle 24 Präparate werden mittels CT densitometrisch untersucht, um später qualitativ für die vergleichende biomechanische Untersuchung gleichwertige Gruppen bilden zu können. Diesbezüglich verweisen frühere experimentelle Arbeiten auf die Bedeutung derartiger Untersuchungen [20, 33]. Dabei wird der Wert aus 8 mm dicken Schichten, die durch den 1. bis 3. Lendenwirbelkörper (LWK) gelegt wurden, gemittelt (Abb. 68). Die Untersuchungen werden auf einem Siemens-Somatom DRH durchgeführt. Entsprechend wird das Siemens-Programm Osteo-CT verwandt [116]. Das Programm ermittelt hierbei die gemessenen Werte aller 3 Segmente und vergleicht das Ergebnis mit Altersdurchschnitten, um schließlich anzugeben, ob es im Normbereich, unterhalb oder oberhalb des Normbereichs liegt.

Durchschnittlich ergibt sich über alle Präparate ein Wert von 110,7 ± 32,9 mg/ml Calcium-Hydroxylapatit-Äquivalent. Der Minimalwert beträgt 78, der Maximalwert 187 und der Median 99 mg/ml. Bei 16 Präparaten liegen die errechneten Werte in dem für das Alter vorgegebenen Normbereich, in je 4 Fällen ober- bzw. unterhalb des Normbereichs.

Abb. 68. Bestimmung der Knochendichte der Präparate mittels Osteo-CT

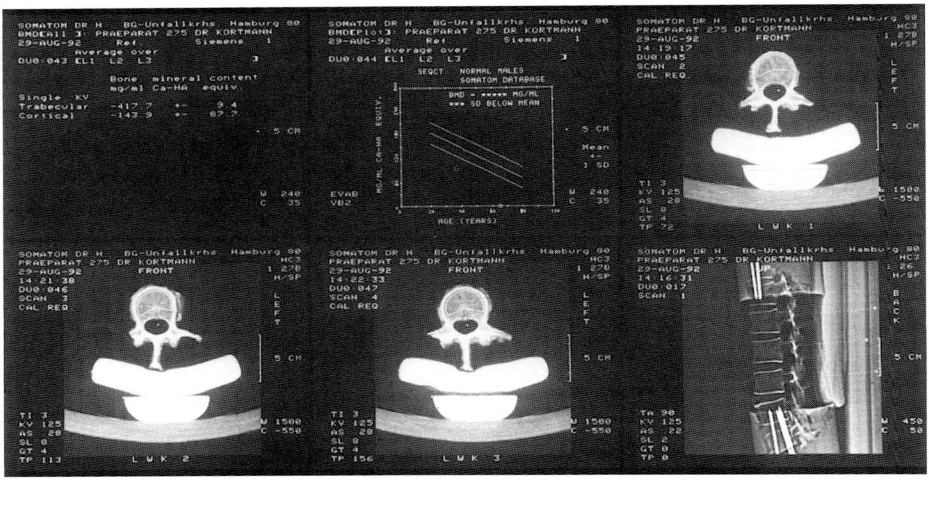

6.2.2.2 Einteilung der Präparate

Entsprechend den Ergebnissen unter Abschn. 4.1.3.5, die einen Hinweis auf die Bedeutung der Haltefestigkeit transpedikulärer Schrauben in Abhängigkeit von der Knochenqualität geben, werden die Präparate nach dem Zufallsprinzip so verteilt, daß möglichst Durchschnittsalter und durchschnittlich gemessene Knochendichte in jeder Gruppe übereinstimmen (Tabelle 2). In jeder Gruppe befinden sich Präparate von 4 Verstorbenen männlichen und 2 weiblichen Geschlechts.

Tabelle 2. Einteilung der Präparate

Implantat	Alter [Jahre] ± SD/Median	Knochendichte ± SD/Median	Männlich	Weiblich
DPF	68 ± 10,2 / 69,5	110,3 ± 41,2 / 85,5	4	2
DPFM	64,5 ± 10,02 / 66	110,3 ± 32,8 / 99,5	4	2
DPFF	64,7 ± 6,34 / 66	111,83 ± 17,2 / 127	4	2
Kluger-Fixateur	63,8 ± 9,4 / 62,5	110,3 ± 35,5 / 107	4	2

6.2.2.3 Fraktur-(Instabilitäts-)Typ

Da es sich in der Mehrzahl der instabilen Wirbelverletzungen, die zur operativen Versorgung kommen, um Flexionsfrakturen mit Beteiligung des Wirbelkörpers an Vorder- und Hinterkante handelt, mit stärkerer Erniedrigung der Vorder- als der Hinterkante, wird eine Osteotomie des kranialen Abschnitts von L 2 gewählt, wobei der Pedikel des verletzten Wirbels intakt belassen bleibt. Dabei handelt es sich nicht um eine reine Osteotomie, vielmehr wird der kraniale Anteil des 2. Lendenwirbelkörpers einschließlich der Bandscheibe L1/2 schräg reseziert (s. Abb. 67). Der Vereinfachung halber wird im Text und in den Abbildungen der 2. LKW als der osteotomierte Wirbel benannt. Die übrige Behandlung der Präparate, insbesondere bezüglich des Eingießens in PMMA am proximalen und distalen Ende entspricht dem Vorgehen früherer Untersuchungen. Dies gilt ebenso für die Fixation der Meßarme ober- und unterhalb der Osteotomie.

6.2.2.4 Belastungen

Alle Präparate werden in der Reihenfolge Flexion, Extension, Torsion mit Biege- bzw. Drehmomenten bis 15 Nm belastet. Die Aufzeichnung der Relativbewegung erfolgt kontinuierlich (s. 6.1.2).

6.2.2.5 Statistische Auswertung

Da nicht bekannt ist, welche Belastungen in vivo relevant sind und nicht immer eine lineare Beziehung vorausgesetzt werden kann, werden die einzelnen Belastungsstufen mit dem Wilcoxon-Test untersucht. Die Ergebnisse werden ergänzt durch uni- und multivariate Varianzanalysen, die die linearen Regressionskoeffizienten (Bewegungsauslenkung in Abhängigkeit von der Belastung) untersuchen. Hierzu wird das Statistikprogramm SAS (Fa. SAS Institute Inc., Cary, NC/USA) verwandt. Die Darstellung der Resultate erfolgt entsprechend den Angaben unter Abschn. 5.2.6.

6.3 Ergebnisse

Für alle durchgeführten Belastungen bestätigen sich die in den früheren Untersuchungen unter statischen Belastungsbedingungen statistisch als relevant erkannten Bewegungsauslenkungen.

6.3.1 Flexion

Für die Rotation um die Körperquerachse (transversale Rotation) errechnet sich der höchste Steifigkeitskoeffizient für den Druckplattenfixateur, der im Zusammenhang mit neuen Flachkopfschrauben verwandt wird (DPFF). Es erstaunt, daß die monosegmentale Instrumentierung mit dem Druckplattenfixateur (DPFM) unter Verwendung der Rundkopfschrauben eine höhere Steifigkeit erzielt, als die Instrumentierung über 2 Segmente mit dem ansonsten gleichen Implantat (DPF). Die geringste Steifigkeit weist der Kluger-Fixateur auf, der allerdings keine wesentlichen Unterschiede zum normalen bisegmental instrumentierten DPF zeigt (Abb. 69). Bei der näheren Betrachtung der Meßwerte der einzelnen Präparate zeigt sich beim KF eine deutlich größere Streuung als bei allen anderen Implantaten. Dies betrifft alle Bewegungsauslenkungen bei den unterschiedlichen Belastungen und nimmt wesentlich Einfluß auf die statistische Auswertung. Lediglich zwischen dem mit Flachkopfschrauben implantierten DPF und dem KF bestehen für die transversale Rotationsauslenkung bei Flexion statistisch signifikante Unterschiede zugunsten des DPF, dies jedoch bereits ab einer sehr frühen Belastungsstufe von 2 Nm Biegemoment (Wilcoxon, $p < 0,05$). Die univariate Varianzanalyse läßt keine signifikanten Unterschiede erkennen.

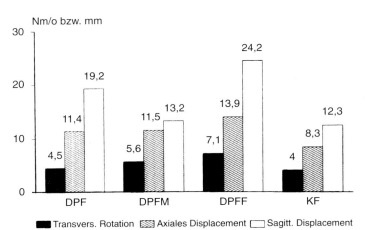

Abb. 69. Steifigkeit im Fraktur-(Osteotomie-)bereich bei Flexion (*DPF* Druckplattenfixateur, *DPFM* Druckplattenfixateur monosegmental, *DPFF* Druckplattenfixateur mit Flachkopfschrauben, *KF* Kluger-Fixateur)

Der Kurvenverlauf, unbegradigte Darstellung aus den Mittelwerten, der sich für die einzelnen Implantate je Belastungsstufe ergibt, ist unterschiedlich: während beim DPFM und beim KF bei höherer Belastung ein relativ geringerer Anstieg besteht, wird die Kurve für den DPF zunehmend steiler (Abb. 70). Dies erklärt die errechnete geringe Differenz der Steifigkeit des KF im Vergleich zum DPF.

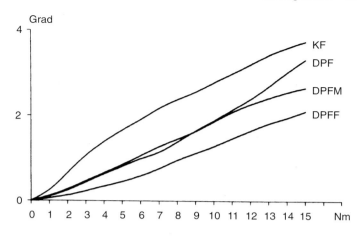

Abb. 70. Transver-
sale Rotationsaus-
lenkung bei Flexion

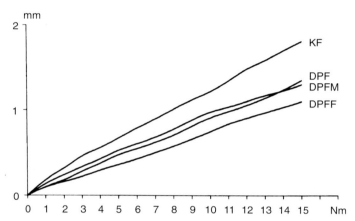

Abb. 71. Axial-
verschiebungen bei
Flexion

Auch bezüglich der axialen Verschiebungen zeigt sich der mit Flachkopf versehene bisegmental instrumentierte DPF als das steifste Implantat, während zwischen dem DPFM
und dem mit Rundköpfen versehenen bisegmentalen DPF keine Unterschiede bestehen.
Erneut liegen die Werte des KF unter denen der übrigen Implantate. Statistisch ergeben
sich im Wilcoxon-Test nur vereinzelt in höchsten Belastungsstufen signifikante Unterschiede. Der Kurvenverlauf entspricht bei allen Implantaten nahezu einer Geraden
(Abb. 71).

Betreffend den Steifigkeitskoeffizienten bezüglich der Verschiebungen auf der sagittalen Achse liegen die Werte für den normalen bisegmental implantierten Fixateur sowie
auch für den Flachkopffixateur deutlich über denen der beiden übrigen Implantate, die
praktisch gleichwertige Ergebnisse liefern (s. Abb. 69). Statistisch wird hier die Gleich-
wertigkeit des monosegmental implantierten DPF gegenüber dem KF bestätigt, während
varianzanalytisch zwischen den bisegmental implantierten DPF und dem KF signifikante
Unterschiede ($p < 0,05$) bestehen, dies bereits ab einer frühen Belastungsstufe von 2 Nm
(Wilcoxon, $p < 0,05$). Zwischen dem monosegmental implantierten DPF und dem mit
Flachkopf versehenen Fixateur werden diese Unterschiede erst ab einer Belastungsstufe

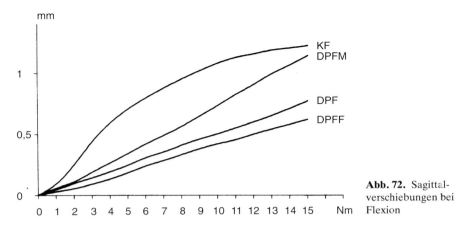

Abb. 72. Sagittal-verschiebungen bei Flexion

von 8 Nm deutlich. Wie auch schon bei den axialen Verschiebungen fällt auf, daß der KF bereits im Bereich geringer Belastungsstufen erhebliche Bewegungsausschläge zeigt (Abb. 72).

6.3.2 Extension

Die höchste Steifigkeit betreffend alle Bewegungsauslenkungen vermitteln die biseg-mental implantierten DPF mit Rundkopf- bzw. Flachkopfschrauben. Die Werte für sämt-liche Bewegungsauslenkungen liegen für den monosegmental implantierten DPF sowie auch für den KF deutlich darunter (Abb. 73).

Statistisch signifikante Unterschiede zwischen dem DPF und dem KF bestehen für alle Bewegungsauslenkungen ab einer Extensionsbelastung von 10 Nm. Bei dem mit Flach-kopfschrauben versehenen DPF werden diese Unterschiede gegenüber dem KF bereits ab 4 Nm deutlich, jedoch nur die transversale Rotation und die sagittalen Verschiebungen betreffend. Dies gilt ebenso im Vergleich mit dem monosegmentalen DPF. Zwischen dem monosegmentalen DPF und dem KF bestehen keine signifikanten Unterschiede. Die

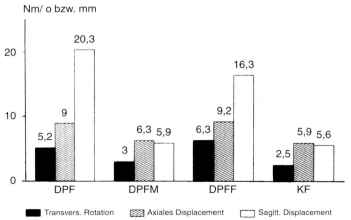

Abb. 73. Steifigkeit im Frakturbereich bei Extension

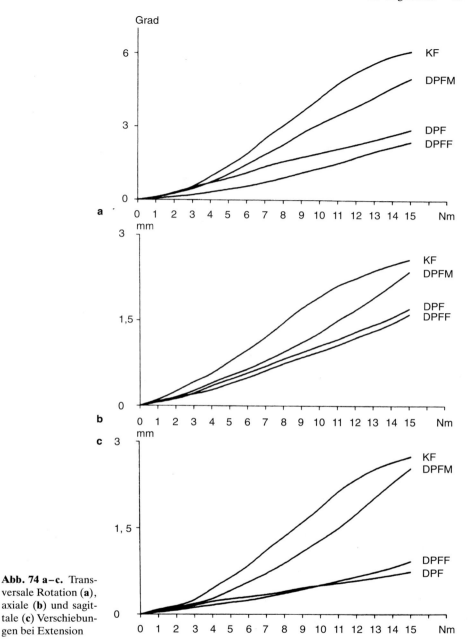

Abb. 74 a–c. Transversale Rotation (**a**), axiale (**b**) und sagittale (**c**) Verschiebungen bei Extension

Unterschiede zwischen den bisegmental implantierten DPF und den beiden anderen Systemen werden für alle Bewegungsauslenkungen auch varianzanalytisch nachgewiesen und bestätigen letztlich die Kurvenverläufe (Abb. 74).

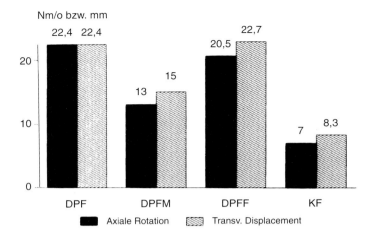

Abb. 75. Steifigkeit im Fraktur- (Osteotomie-) bereich bei Torsion

6.3.3 Torsion

Die Steifigkeitskoeffizienten errechnen sich für die bisegmental instrumentierten Plattenfixateure mit Rund- bzw. Flachkopf nahezu gleichwertig. Deutlich geringer sind die Werte für den monosegmental instrumentierten DPF und weit darunterliegend die für den KF (Abb. 75). Diese deutlichen Unterschiede dokumentieren sich auch aus den Kurvenverläufen betreffend die axiale Rotationsauslenkung bzw. die transversalen Verschiebungen (Abb. 76) und erklären die statistischen Auswertungen, die varianzanalytisch signifikante Unterschiede zwischen dem KF und allen übrigen Systemen erkennen lassen. Betrachtet man die einzelnen Belastungsstufen, so gilt diese Signifikanz für alle Systeme ab einem axialen Drehmoment von 8 Nm ($p < 0{,}05$).

Die abschließende multivariate Varianzanalyse, die die Steigungen aller Kurven als Funktion der Belastung betrachtet, läßt signifikante Unterschiede zwischen beiden bisegmental implantierten DPF und dem KF erkennen ($p < 0{,}05$). Die Unterschiede zwischen dem monosegmental und bisegmental implantierten DPF (DPF, DPFM) liegen an der Signifikanzgrenze ($p = 0{,}0643$), ebenso die Unterschiede zwischen dem KF und dem monosegmentalen Fixateur ($p = 0{,}0592$).

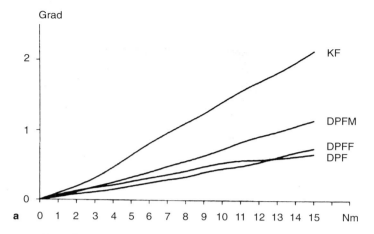

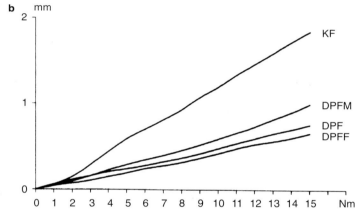

Abb. 76 a, b. Axiale Rotationsauslenkung **a** und transversale Verschiebungen **b** bei Torsion

7 Ergebnisse der Versorgung thorakolumbaler Wirbelfrakturen mit dem Druckplattenfixateur (geschlossene Serie von 200 Patienten)

Von Oktober 1985 bis September 1989 sowie vom Oktober 1989 bis zum Dezember 1990 wurden in der Abteilung für Unfall-, Wiederherstellungs- und Handchirurgie des Allgemeinen Krankenhauses St. Georg bzw. im Berufsgenossenschaftlichen Unfallkrankenhaus Hamburg jeweils unter Leitung von D. Wolter 200 Patienten mit thorakolumbalen Wirbelfrakturen mit dem DPF operativ stabilisert. Im folgenden sollen anhand der Krankenakten und Röntgenbilder die Ergebnisse der operativen Versorgung analysiert werden.

Grundlage der Überprüfung sind die Krankenakten der Unfallverletzten aus dem Allgemeinen Krankenhaus St. Georg und dem Berufsgenossenschaftlichen Unfallkrankenhaus Hamburg sowie die Röntgenbilder aus den Archiven der beiden Häuser. Einbezogen werden alle vor- und nachbehandelnden Krankenhäuser bzw. niedergelassenen Ärzte, die zahlreiches Röntgenmaterial für diese Untersuchung zur Verfügung stellen.

7.1 Zielsetzung der klinischen Studie

Die retrospektive Studie soll u.a. insbesondere folgende Fragen klären:

– Welche langfristigen Veränderungen ergeben sich bezüglich der Spinalkanalweite?
– Wie groß ist der operative Effekt für die Aufrichtung eines verletzten Wirbelkörpers und wie groß der Verlust zwischen operativer Aufrichtung und späterer Ausheilung?
– Welche Veränderungen treten an den benachbarten Bandscheiben auf?
– Welche Komplikationen treten bei der operativen Versorgung auf?

7.2 Material und Methode

7.2.1 Datenerfassung und -auswertung

Sämtliche Daten betreffend die Auswertung der Krankenakten sowie Röntgenbilder bzw. CT-Scans werden mit dem markierungsbeleglesergestützten Datenverarbeitungssystem Ascitron erfaßt und ausgewertet [46, 59, 132]. Die statistische Auswertung erfolgt mit dem Programm SPSSPC+ (Statistical Package for Social Sciences) für Personalcomputer (Fa. SPSS Inc., Chicago/USA). Um zu beurteilen, ob signifikante Veränderungen zwischen den Meßzeitpunkten stattfinden (Unfallbild, nach Operation, nach Metallentfernung), werden hierfür T-Tests für abhängige Beobachtungen für die jeweiligen Variablen gerechnet. Dabei überprüft der T-Test anhand der Einzelwerte und Varianzen, ob die hinter den Stichproben stehenden Grundgesamtheiten gleich sind. Wird der T-Test signifikant, kann davon ausgegangen werden, daß sich die Werte systematisch zwischen den Meßzeitpunkten verändern. Als Signifikanzniveau werden 5% gewählt. Die für die varianzanalytischen Verfahren benötigten Voraussetzungen werden überprüft. Es wird auf gleiche Zellenbesetzung zwischen den Meßzeitpunkten geachtet, die Angleichung an die Normalverteilung (Kolmogorow-Smirnov-Test für Normalverteilung) und die Varianzhomogenität (Bartlett-Test) überprüft. Sind bestimmte Voraussetzungen erfüllt, ist trotz nicht optimaler Varianzhomogenität eine Interpretierbarkeit gesichert [44]. Zur Absicherung werden gleichzeitig nonparametrische Verfahren durchgeführt. Dabei handelt es sich um die Friedman-Rangvarianzanalyse für abhängige Messungen. Hierbei werden die einzelnen Daten in Rangreihen gebracht und die Veränderungen zwischen den Meßzeitpunkten überprüft. Für sämtliche Analysen lieferten beide Verfahren gleiche Ergebnisse, es werden daher nur die T-Test-Ergebnisse dargestellt.

7.2.2 Patientengut

Das Durchschnittsalter der versorgten Patienten beträgt 38,2 Jahre, der jüngste Patient ist 13, die älteste Patientin 83 Jahre. die größte Anzahl der Patienten findet sich in der Gruppe unter 30 Jahren, fast 2/3 sind männlichen Geschlechts (Abb. 77).

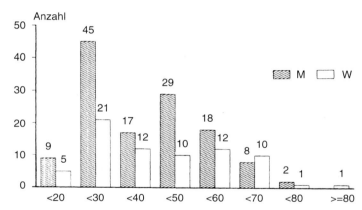

Abb. 77. Alters- und Geschlechtsverteilung von 200 operativ versorgten Patienten mit instabilen thorakolumbalen Frakturen

7.2.3 Klassifikation der Wirbelfrakturen

Die Klassifikation erfolgt nach der von Wolter [134] angegebenen Einteilung, die die knöcherne Wirbelsäule in 3 Säulen gruppiert und mit den Buchstaben A, B und C bezeichnet. Die ventrale Säule trägt dabei den Buchstaben A und bezeichnet die Fraktur der vorderen Anteile des Wirbelkörpers. Die mittlere Säule erhält den Buchstaben B und bezeichnet eine Fraktur der Wirbelkörperhinterwand, der Buchstabe C beschreibt Verletzungen der hinteren Säule, die die Bogenwurzel, die Wirbelbögen sowie die kleinen Wirbelgelenke betreffen. Der Buchstabe D beschreibt die Verletzung der diskoligamentären Strukturen.

Aus prognostischen Gründen und wegen der Bedeutung für die Indikation zur operativen Versorgung wird die Einengung des Spinalkanals in diese Nomenklatur einbezogen und mit Zahlen bezeichnet:

0 = keine Einengung des Spinalkanals
1 = Einengung bis 1/3
2 = Einengung bis 2/3
3 = Einengung über 2/3 bis zur völligen Verlegung

7.2.4 Operatives Vorgehen

Der Patient befindet sich in Bauchlage. Unter Bildwandlerkontrolle erfolgt zunächst unter Längszug und Reklination eine erste grobe Reposition, bevor der operative Eingriff beginnt. Nach Freilegen der Wirbelsäule von dorsal werden die dem verletzten Wirbelkörper angrenzenden Pedikel mit dem 3,2-mm-Bohrer (Abb. 78) aufgebohrt. Bei Verwendung einer 5,5-mm-Pedikelschraube muß aufgrund der Schraubenkerndimension der Pedikel im Anschluß daran mit dem 4,5-mm-Bohrer angekörnt werden, das Gewinde wird mit einem 5,5-mm-Gewindeschneider vorgeschnitten (Abb. 79).

Bei der Stabilisierung mit dem DPF wird die Platte zunächst an einem Segment fixiert und die Schraube zur winkelstabilen Verbindung mit einem Druckplättchen blockiert. Im Anschluß daran kann mit einer speziellen Repositionszange die Distraktion erfolgen, um eine weitere Reposition zu erzielen (Abb. 80).

Bei intaktem Bogen des verletzten Wirbels kann dieser Wirbelbogen als Hypomochleon zur Reposition benutzt werden. Indem die Platte in ihrem mittleren Bereich vorgebogen wird, richtet sich die Wirbelsäule beim Anziehen der Schrauben ventral auf. Dieses Vorgehen verbietet sich bei Berstungsbrüchen des Bogens, da ansonsten das Risiko des Einsprengens von Bogenfragmenten in den Spinalkanal besteht. In der Mehrzahl der Fälle

Abb. 78. Aufbohren der Pedikel mit dem 3,2-mm-Bohrer

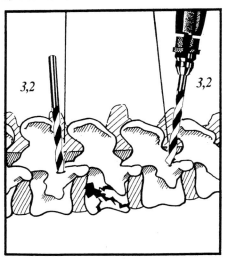

Abb. 79. Ankörnen des Pedikels mit dem 4,5-mm-Bohrer und Gewindeschnitt

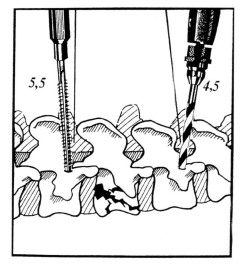

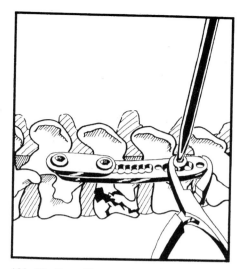

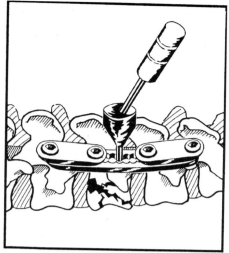

Abb. 80. Repositionsmanöver über
das Implantat

Abb. 81. Transpedikuläre Spongiosaplastik

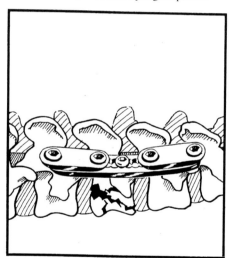

Abb. 82. Einbeziehen des verletzten Wirbels in
die Montage mittels Spongiosaschraube

mit deutlicher Erniedrigung der Vorderkante erfolgt das Einbringen von Spongiosa in
den verletzten Wirbelkörper über beide Pedikel (Abb. 81), die Spongiosa wird hierbei
vom hinteren Beckenkamm entnommen. Abschließend wird der Pedikel des verletzten
Segments mit einer 6,5-mm-Schraube (AO-Spongiosaschraube) von 40 mm Länge
besetzt (Abb. 82).

Das beschriebene operative Vorgehen findet seit 1988 Anwendung. Vorher wurden als
Pedikelschrauben entweder 4,5-mm-Kortikalisschrauben bzw. 6,5-mm-Spongiosaschrau-
ben der AO verwandt. Die Besetzung des Pedikels des verletzten Segments erfolgt seit
1987, sofern in diesem Bereich keine Frakturen vorliegen.

7.2.5 Auswertung der Röntgenbilder und der Computertomographien

Ausgewertet werden die Röntgenaufnahmen bzw. CT-Scans vom Unfallzeitpunkt, postoperativ sowie nach Metallentfernung.

7.2.5.1 Beurteilung der Deformierung und Aufrichtung des verletzten Wirbelkörpers

Um Vergleichsmöglichkeiten mit früheren Arbeiten zu erzielen, erfolgt im seitlichen Strahlengang die Vermessung von Vorder- und Hinterkante des verletzten Segments, dessen Koeffizienten Beck [7] den sagittalen Index nennt (Abb. 83).

In der Annahme, daß es sich bei der Wirbelsäule um ein metrisches System handelt, werden weiterhin Vorder- und Hinterkante der angrenzenden Wirbel vermessen und der jeweilige Mittelwert als der anzunehmende Ausgangswert des verletzten Wirbels errechnet. Entsprechend können somit die gemessenen Werte des verletzten Wirbelkörpers in Prozentangabe des Ausgangs- (Soll-)werts angegeben werden.

Ein weiteres Maß für Deformierung und Wiederaufrichtung ist der Winkel, den Grund- und Deckplatte des verletzten Wirbelkörpers beschreiben, der Wirbelkörperwinkel [58]. Dieser Winkel wird sowohl im seitlichen (Abb. 84) als auch im a.-p.-Strahlengang bestimmt.

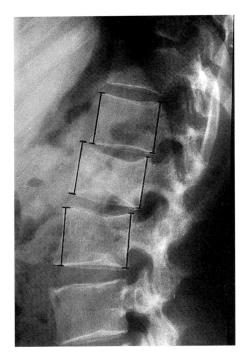

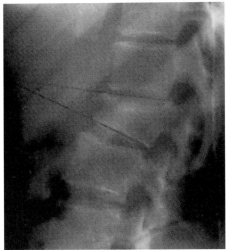

Abb. 84. Bestimmung des Wirbelkörperwinkels im seitlichen Strahlengang

Abb. 83. Bestimmung der Vorder- und Hinterkantenhöhe zur Bildung des Beck-Index

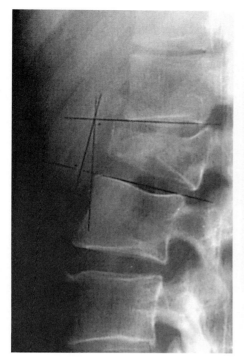
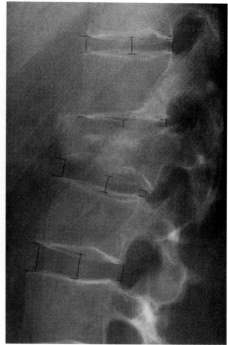

Abb. 85. Bestimmung des Grunddeckplatten-winkels   **Abb. 86.** Vermessung der Bandscheiben

7.2.5.2 Segmentale Beurteilung der Verletzung

Neben der Verletzung des Wirbelkörpers liegen meist auch Verletzungen einer oder beider angrenzenden Bandscheiben vor, die auch bei guter Aufrichtung des Wirbelkörpers letztlich zu einer Deformierung der Wirbelsäule führen. Daniaux [25] gab hier einen Winkel an, der beschrieben wird durch die Deck- bzw. Grundplatte der dem verletzten Wirbelkörper angrenzenden Wirbel (Abb. 85). Dieser Winkel erlaubt die Beurteilung des verletzten Wirbels einschließlich der angrenzenden Bandscheiben.

7.2.5.3 Veränderungen der Bandscheiben

Die Zwischenwirbelräume werden jeweils 1 Etage ober- und unterhalb des verletzten Wirbels an Vorderkante, Hinterkante sowie in der Mitte des Wirbelkörpers vermessen (Abb. 86). Der Mittelwert wird als Idealwert für den Verletzungsbereich angesehen und die Werte der unmittelbar an den verletzten Wirbelkörper angrenzenden Bandscheiben werden in Prozent des Idealwerts angegeben.

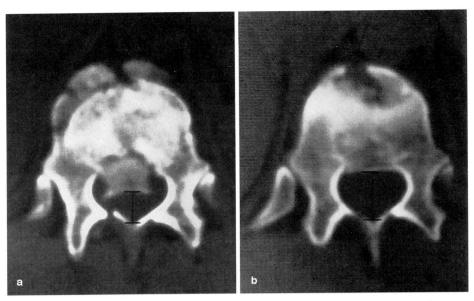

Abb. 87 a, b. Vermessung der Einengung des Spinalkanals; **a** nach Unfall, **b** nach Metallentfernung

7.2.5.4 Spinalkanal

Die vorliegenden axialen CT der Unfallverletzten zum Zeitpunkt nach dem Unfall sowie nach Metallentfernung werden im sagittalen Durchmesser des Spinalkanals vermessen. Da hier jeweils ein Maßstab beigefügt ist, kann der Meßwert in Millimeter umgerechnet werden (Abb. 87). In wenigen Fällen liegen zusätzlich Aufnahmen unmittelbar postoperativ vor.

7.3 Ergebnisse

7.3.1 Transport, Unfallursachen, Begleitverletzungen, Neurologie

Nur 1/5 aller Patienten erreichen das operative Zentrum im Rahmen einer Primärversorgung. Bei den übrigen Patienten sind ein oder mehrere Krankenhäuser in die Vorbehandlung eingeschaltet. Dies erklärt auch die hohe Anzahl der Verletzten, die mit dem Rettungshubschrauber das Zentrum erreichen (Abb. 88).

In der Mehrzahl der Fälle liegen z.T. schwerwiegende Begleitverletzungen oder aber neurologische Ausfälle vor. Lediglich 82 Patienten weisen außer der Wirbelfraktur keine neurologischen Veränderungen bzw. Begleitverletzungen auf. Bei den Begleitverletzungen stehen Schädel-Hirn- und Thoraxtraumata bzw. Extremitätenfrakturen im Vordergrund (Tabelle 3); 55 Patienten müssen als schwer polytraumatisiert eingestuft werden.

Bei den neurologischen Ausfällen handelt es sich in der Mehrzahl um inkomplette oder komplette Transversalsyndrome (Tabelle 4).

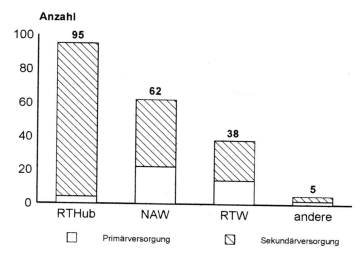

Abb. 88. Transportmittel

Tabelle 3. Begleitverletzungen von 200 Wirbelverletzten (BWS/LWS)

	Anzahl der Patienten
Schädel-Hirn-Trauma	43
Thoraxtrauma	39
Stumpfes Bauchtrauma	19
Extremitätenfrakturen (eine)	38
Extremitätenfrakturen (mehrere)	10
Beckenfrakturen	14
Schweres Polytrauma	55

Tabelle 4. Neurologischer Befund

	Anzahl der Patienten
Ohne Neurologie	116
Radikuläre Ausfälle	17
Inkomplettes Transversalsyndrom	42
Komplettes Transversalsyndrom	19
Ausschließlich Blasen-/Mastdarmlähmungen	6
Gesamt	200

Hauptunfallursachen sind Verkehrs- und Hausunfälle, fast 1/3 aller Fälle betreffen Arbeits- oder Wegeunfälle (Abb. 89). Dabei handelt es sich bei den Verkehrsunfällen in 42 Fällen um PKW-Unfälle, in 16 Fällen sind Motorradfahrer betroffen sowie 5mal Fußgänger. Je einmal handelt es sich um einen Fahrradsturz bzw. um einen Flugzeugabsturz. Bei den Sportverletzungen stehen Reitunfälle ($n = 9$) sowie Flugsportarten wie Segelflug und Fallschirmspringen ($n = 5$) im Vordergrund.

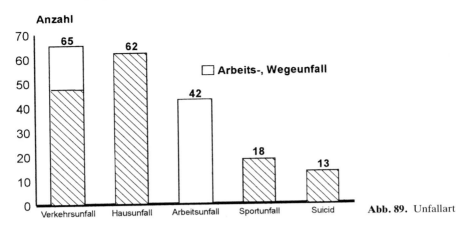

Abb. 89. Unfallart

7.3.2 Klassifikation und Lokalisation der Wirbelsäulenverletzungen aller 200 Patienten

Bei den 200 Patienten liegen insgesamt 203 Frakturen vor, für die die Indikation zur operativen Versorgung gestellt wird, entsprechend 3 Patienten bei denen in verschiedenen Etagen Frakturen bestehen, die jeweils gesondert mit einem DPF stabilisiert werden. In der Klassifikation nach Wolter (s. 7.2.3) handelt es sich fast ausschließlich um Frakturen, die die Vorder- und Hinterkante ($n=193$) des Wirbelkörpers betreffen (AB), lediglich in 10 Fällen sind Vorder- und/oder Hinterkante nicht verletzt (Tabelle 5).

Tabelle 5. Thorakolumbale Wirbelfrakturen (Klassifikation nach Wolter [134]) ($n = 203$)

Frakturtyp	Anzahl
AB	95
ABC	72
ABCD	21
ABD	5
ACD	3
AC	1
AD	2
BCD	1
AD	2
D	1
	203

3/5 aller Frakturen betreffen unmittelbar den thorakolumbalen Übergang Th12/L1, wobei die Frakturen des ersten Lendenwirbels weit überwiegen. Während die Anzahl der Verletzungen nach kaudal kontinuierlich abnimmt, liegen an der mittleren und unteren BWS nur vereinzelt Verletzungen vor (Abb. 90).

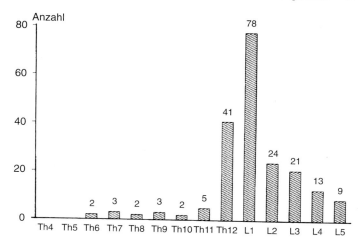

Abb. 90. Lokalisation der operativ versorgten Wirbelfrakturen

7.3.3 Verletzungsmuster von 151 Frakturen bei 150 Patienten mit auswertbaren Röntgenbildern zu den geforderten Zeitpunkten

Von 190 operativ versorgten Patienten mit 193 Frakturen mit Beteiligung von Vorder- und Hinterkante versterben 3 polytraumatisierte Patienten innerhalb weniger Tage nach der Operation. Bei weiteren 17 Patienten mit 18 operativ versorgten Frakturen ist aus unterschiedlichen Gründen bis zum 31.05.1992 keine Metallentfernung erfolgt: 5 Patienten sind in der Zwischenzeit verstorben, entweder an den Folgen ihrer Querschnittslähmung ($n = 2$), wegen eines neuerlichen Suizids ($n = 2$) bzw. einmal wegen eines Herzinfarkts. Eine weitere Patientin kann wegen zweier aufeinanderfolgender Schwangerschaften die Metallentfernung nicht vornehmen lassen; 2 weitere Patienten entziehen sich laut Auskunft der Hausärzte jeglicher Weiterbehandlung; 4 Patienten „fühlen sich wohl" und wollten einen neuerlichen Eingriff nicht vornehmen lassen. Bei 3 Patienten bestehen schwere Begleiterkrankungen, die einen neuerlichen Eingriff nicht zulassen und in 2 Fällen ist den Patienten geraten worden, das Implantat zu belassen, obwohl bei einer Patientin der Eingriff bereits 4 Jahre zurückliegt und – bei ausgeheilter Fraktur – sämtliche Pedikelschrauben mittlerweile gebrochen sind. Von den somit noch verbleibenden 170 Patienten können 2 nicht erreicht werden: In einem Fall handelt es sich um einen chinesischen Seemann, in einem weiteren Fall ist der Unfallverletzte unbekannt verzogen, auch ausgedehnte Suchaktionen können zur Klärung nicht weiter beitragen, ob eine Metallentfernung stattgefunden hat.

Nachweislich ist somit bei 168 Patienten mit 170 versorgten Frakturen die Metallentfernung erfolgt. Aufgrund der vorgegebenen Methodik, die es verlangt, auch die angrenzenden Wirbelkörper in die Messung einzubeziehen, müssen 9 LWK-5-Frakturen aus dieser Untersuchung ausscheiden, so daß definitiv 161 Frakturen zur Beurteilung verblieben. Eine Patientin mit einer LWK-5-Fraktur verbleibt aufgrund einer weiteren Verletzung in einer höheren Etage in der Statistik.

Von diesen 160 Patienten mit 161 Frakturen werden in 151 Fällen die Röntgenbilder lückenlos vermessen, entsprechend 93,8%, bezogen auf die Anzahl der operativ versorgten Frakturen. Bei den nicht vermessenen Patienten sind in auswärtigen Krankenhäusern

3mal nach der Metallentfernung keine Röntgenbilder angefertigt worden, bei 6 Patienten sind Bilder früher bereits auf dem Postwege verloren gegangen bzw. die Patienten selbst haben die Bilder verlegt, und bei einem weiteren Patienten werden uns die Röntgenaufnahmen vom Sozialgericht trotz mehrfacher Bitte und Aufforderung nur unvollständig zugesandt.

Die verbleibenden, beurteilbaren 151 operativ versorgten Frakturen von 150 Patienten zeigen in der Klassifikation nach Wolter nahezu gleich häufig die Beteiligung von Vorder- und Hinterkante also der vorderen und mittleren Säule ohne (AB) oder mit (ABC) Beteiligung der hinteren Säule. In fast 2/3 aller Fälle ist dabei der Spinalkanal bis zu 2/3 oder stärker eingeengt (Tabelle 6).

Tabelle 6. Klassifikation nach Wolter [134]

	0	1	2	3	Gesamt
AB	3	41	33	1	78
ABC	2	11	32	12	57
ABCD	1	4	4	4	13
ABD	–	–	2	1	3
	6	56	71	18	151

7.3.4 Anzahl der stabilisierten Segmente

Bei fast allen der auswertbaren 151 stabilisierten Frakturen wurde eine bisegmentale dorsale Spondylodese durchgeführt, meist unter Einbeziehung des verletzten Wirbels in die Fusion (Abb. 91). Bei weiteren 14 Patienten lagen begleitende Verletzungen des benachbarten Wirbelkörpers vor, so daß die Fusion über 3 Segmente ausgedehnt wurde (Abb. 92). Lediglich bei einer Patientin wurde bei einer AB-Fraktur eine monosegmentale Fusion gewählt (Abb. 93).

Abb. 91. Typische Bisegmentale Spondylodese bei AB-Fraktur, das verletzte Segment ist in die Spondylodese einbezogen

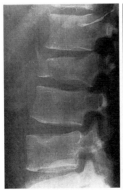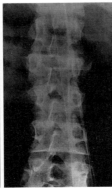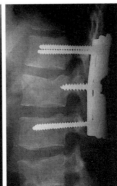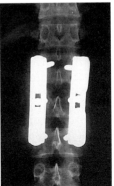

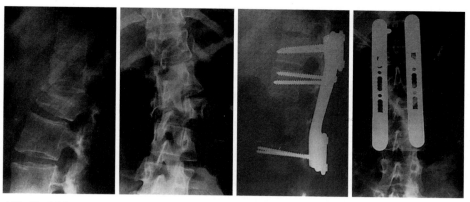

Abb. 92. Mehrsegmentale Spondylodese mit DPF bei mehrsegmentaler Verletzung

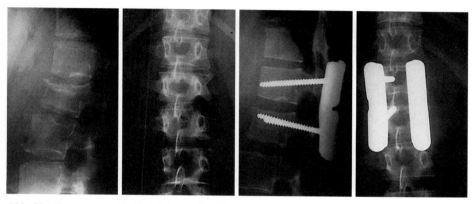

Abb. 93. Monosegmentale Stabilisierung bei AB-Fraktur

7.3.5 Transpedikuläre Spongiosaplastik

Bei 122 Patienten wurde eine autologe transpedikuläre Spongiosaplastik durchgeführt, davon in 117 Fällen bilateral und 5mal unilateral. Bei den übrigen 29 Patienten handelt es sich vorwiegend um polytraumatisierte Patienten, bei denen aus Zeitgründen auf diese zusätzliche Maßnahme verzichtet wurde bzw. um Patienten mit Frakturen der mittleren BWS, bei denen in 3 Fällen eine Spongiosastraße an die Wirbelbögen angelagert wurde.

7.3.6 Radiologische Ergebnisse

7.3.6.1 Spinalkanal

Nicht bei allen Patienten wurde nach Metallentfernung eine CT des Verletzungsbereichs angefertigt. Dies betrifft insbesondere die Patienten, die keine neurologische Symptomatik und gleichzeitig keine hochgradige Einengung des Spinalkanals beim Unfall aufwiesen. Verständlicherweise wurde hier wegen der Strahlenbelastung auf eine derartige

Untersuchung verzichtet. Insgesamt können 120 Patienten ausgewertet werden, bei denen eine CT vom Zeitpunkt des Unfalls sowie nach Metallentfernung vorliegt. Bei weiteren 16 dieser 120 Patienten sind zusätzlich Aufnahmen zum Zeitpunkt nach dem operativen Eingriff beurteilbar.

Die graphische Darstellung der Gruppen zu den verschiedenen Zeitpunkten (Abb. 94) zeigt eine deutliche Verschiebung im Sinne einer Vergrößerung des sagittalen Spinalkanaldurchmessers, wenn man den Zeitpunkt Unfall und nach Metallentfernung betrachtet. Die geringe Anzahl der postoperativen CT-Untersuchungen läßt statistisch keine Aussage zu. Es handelte sich hier um Patienten, bei denen speziell die Indikation zum CT aufgrund anhaltender Neurologie gestellt wurde, und bei denen z.T. tatsächlich dann verbliebene Spinalkanalstenosen nachgewiesen wurden, die zu einem neuerlichen Eingriff führten. Dies dokumentiert sich auch aus dem zweigipfligen Kurvenverlauf.

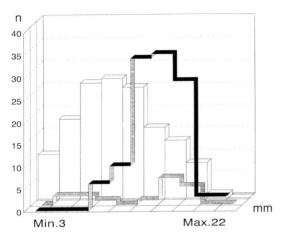

Abb. 94. Verteilung der Spinalkanalweite (mm) zum Zeitpunkt des Unfalls, postoperativ und nach Metallentfernung

Durchschnittlich beträgt der sagittale Durchmesser des Spinalkanals zum Zeitpunkt des Unfalls 10,1 ± 3,8 mm und zum Zeitpunkt nach Metallentfernung 15,1 ± 2,5 mm (Abb. 95). Der durchschnittliche Gewinn von 5,0 ± 3,0 mm ist statistisch hoch signifikant (p<0,01).

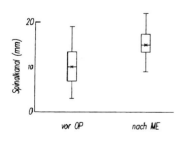

Abb. 95. Veränderungen der Spinalkanalweite zwischen Unfallzeitpunkt und nach Metallentfernung

7.3.6.2 Aufrichtung des Wirbelkörpers

Vorderkantenhöhe
Zum Zeitpunkt des Unfalls ist die Vorderkante auf minimal 25% des vorgegebenen Sollwerts (Mittelwert aus den Vorderkanten der angrenzenden Wirbelkörper) abgeflacht.
Postoperativ treten vereinzelt Werte bis über 100% aufgrund von Überkorrekturen auf
(Abb. 96). Auch hier zeigt die Verteilung zu den unterschiedlichen Zeitpunkten eine
deutliche Verschiebung zugunsten einer Erhöhung der Vorderkante sowie einen geringfü-
gigen Abfall nach Metallentfernung.

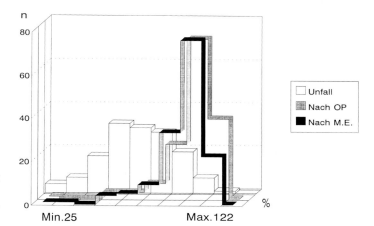

Abb. 96. Verteilung
der Vorderkanten-
höhe (in % des Soll-
werts) zum Zeitpunkt
des Unfalls, nach
Operation sowie nach
Metallentferung

Durchschnittlich beträgt die Vorderkantenhöhe 66,3 ± 17,0% des vorgegebenen Sollwerts und nach Operation 94,4 ± 10,6%. Zum Zeitpunkt der Metallentfernung beträgt
der Durchschnittswert 91,5 ± 11,5% (Abb. 97). Dies ergibt einen durchschnittlichen
Gewinn von 25,2%, der statistisch hoch signifikant ist (p<0,01). Die Veränderungen von
etwas weniger als 3%, die sich zwischen der operativen Aufrichtung und der endgültigen
Ausheilung nach ME ergeben, sind trotz der geringen Veränderungen statistisch ebenfalls
hoch signifikant (p<0,01).

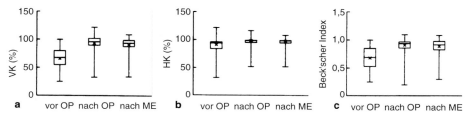

Abb. 97 a–c. Veränderungen **a** der Vorderkantenhöhe (*VK*), **b** Hinterkante (*HK*) und **c** des Beck-
Index zwischen Unfallzeitpunkt, nach Stabilisierung und zum Zeitpunkt der Ausheilung nach Metallentfernung

Hinterkantenhöhe

Erwartungsgemäß zeigt die Verteilung zu den unterschiedlichen Zeitpunkten deutlich geringere Differenzen als bei der Vorderkante, da es sich in der Mehrzahl der Fälle um Frakturen handelt, bei denen nur geringfügige Veränderungen der Hinterkante bestehen (Abb. 98). Lediglich bei reinen Kompressionsfrakturen mit deutlicher Erniedrigung von Vorder- und Hinterkante treten hier wesentliche Veränderungen auf. Vereinzelte Werte, die das Soll von 100% deutlich überschreiten, sind entweder auf die seltene verletzungsbedingte Distraktion der Hinterkante oder operativ bedingte Überdistraktionen zurückzuführen.

Durchschnittlich beträgt die Hinterkantenhöhe zum Zeitpunkt des Unfalls 91,0 ± 11,3% des interpolierten Sollwerts (Mittelwert aus den Hinterkanten der angrenzenden Wirbelkörper) und steigt auf einen Wert von 98,5 ± 6,7% nach Stabilisierung, um danach wieder zurückzufallen auf einen Wert von 98,1 ± 4,3% (s. Abb. 97). Der verbleibende durchschnittliche Gewinn von 7,1 ± 11,2% ist statistisch hoch signifikant (p<0,01), nicht aber der Verlust, der zwischen den postoperativen Aufnahmen und den Aufnahmen bei Ausheilung entstanden ist (p=0,427).

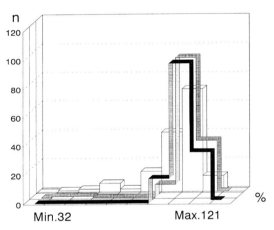

Abb. 98. Verteilung der Hinterkantenhöhe (in % des Sollwerts) zum Unfallzeitpunkt, nach Stabilisierung und zum Zeitpunkt der Ausheilung nach Metallentfernung

Beck-Index

Entsprechend den deutlich höheren Veränderungen, die die Wirbelkörpervorderkante im Verhältnis zur Hinterkante erfährt, zeigt die Verteilung des Beck-Index eine erhebliche Veränderung zum Zeitpunkt vor und nach dem operativen Eingriff. Werte, die über 1,0 liegen, sind auf die Einbeziehung auch der lumbalen Wirbel bis L 4 zurückzuführen und in diesem Bereich als physiologisch anzusehen. Die Verschiebungen, die sich zwischen dem Operationszeitpunkt und nach Metallentfernung ergeben, sind zwar nicht so gravierend, werden aber bereits graphisch offensichtlich (Abb. 99).

Durchschnittlich ergibt sich nach dem Unfall ein Index von 0,683 ± 0,014, zum Zeitpunkt nach der Stabilisierung von 0,912 ± 0,09 sowie zum Zeitpunkt nach Metallentfernung von 0,889 ± 0,01 (s. Abb. 97).

Der durchschnittliche Unterschied von 0,229 zwischen dem Unfallzeitpunkt und dem Zeitpunkt bei Ausheilung ist statistisch hoch signifikant, ebenso auch der geringe Verlust,

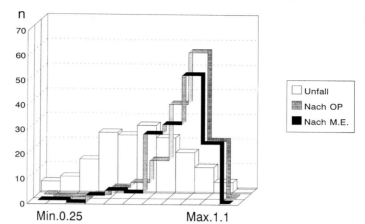

Abb. 99. Verteilung des Beck-Index zum Unfallzeitpunkt, nach Stabilisierung und zum Ausheilungszeitpunkt nach Metallentfernung

der sich zwischen der postoperativen Aufnahme und der nach Ausheilung ergibt (p jeweils < 0,01).

Wirbelkörperwinkel
Der geringste Wert wird bei einer Flexions-Distraktions-Verletzung in Höhe L 1 mit einem nach hinten offenen Winkel von 43° (−43°) vermessen. Der höchste Wert findet sich bei einer Überkorrektur eines 1. LWK mit einem nach vorne offenen Winkel von 7° (+7°). Auch hier zeigt die Verteilung der einzelnen Gruppen zu den unterschiedlichen Zeitpunkten eine deutliche Rechtsverschiebung im Sinne eines Zugewinns (Abb. 100).

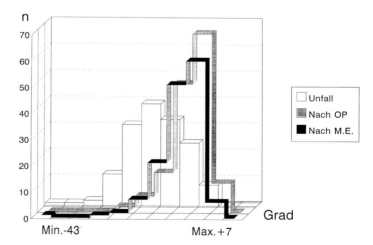

Abb. 100. Verteilung des Wirbelkörperwinkels (in Grad) zum Zeitpunkt des Unfalls, nach Stabilisierung und nach Metallentfernung

Durchschnittlich beträgt der Körperwinkel zum Zeitpunkt des Unfalls −14,8 ± 7,4°, nach der Stabilisierung −3,9 ± 4,9° sowie nach Metallentfernung −5,2 ± 5,9°. Statistisch handelt es sich auch hier um hoch signifikante Veränderungen zwischen dem Unfallzeitpunkt sowie dem Zeitpunkt nach Stabilisierung bzw. zum Ausheilungszeitpunkt. Der

Zugewinn von 9,6° zwischen Unfallzeitpunkt und Ausheilung nach Metallentfernung ist hoch signifikant (p<0,01). Dies gilt aber auch für den geringen Verlust von 1,3°, der zwischen dem Ergebnis nach Stabilisierung und zum Zeitpunkt nach Metallentfernung auftritt (Abb. 101).

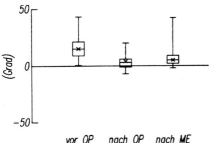

Abb. 101. Veränderungen des Wirbelkörperwinkels zwischen Unfallzeitpunkt, nach Stabilisierung und zum Zeitpunkt der Ausheilung nach Metallentfernung

Körperwinkel im a.-p.-Strahlengang
Der durchschnittliche Körperwinkel beträgt zum Unfallzeitpunkt −0,10°. Der Negativwert ergibt sich hierbei infolge der häufigeren Öffnung des Körperwinkels nach links. Die maximalen Auslenkungen betragen nach rechts bzw. links 13 bzw. −14°. Fast alle verletzten Wirbelkörper bewegen sich um den Nullpunkt, so daß sich entsprechend auch bei den Messungen zum Zeitpunkt nach der Stabilisierung keine wesentlichen durchschnittlichen Veränderungen ergeben. Der durchschnittliche Wert beträgt postoperativ −0,051° (Maximum +9, Minimum −11°). Zum Zeitpunkt der Ausheilung, also nach Metallentfernung, beträgt der Durchschnitt +0,02°. Statistisch können weder zwischen den Unfall- und Ausheilungsbildern nach Metallentfernung (p=0,614) signifikante Unterschiede nachgewiesen werden. Dies gilt ebenso für möglicherweise zu erwartende Veränderungen zwischen dem Zeitpunkt der Stabilisierung und nach Metallentfernung (p=0,349).

7.3.6.3 Radiologische Veränderungen der Bandscheiben

Grunddeckplattenwinkel
In etwa korrespondierend zum Körperwinkel zeigt die Verteilungskurve postoperativ eine deutliche Verbesserung im Sinne einer weiteren Aufrichtung. Im Gegensatz zum Körperwinkel werden jedoch auch die Veränderungen offensichtlich, die zwischen den Aufnahmen nach Stabilisierung und Metallentfernung eintreten (Abb. 102).

Zum Unfallzeitpunkt ist der Grunddeckplattenwinkel durchschnittlich −4,75 ± 9,3° nach hinten, nach der Stabilisierung um durchschnittlich 4,18 ± 7,8° nach vorne geöffnet, es ergibt sich eine durchschnittliche Differenz von 8,9 ± 8,1°. Nach Metallentfernung beträgt der Grunddeckplattenwinkel −1,26 ± 9,25°, so daß sich eine Differenz von 3,5° zwischen dem Unfallzeitpunkt bis zum Zeitpunkt nach Metallentfernung ergibt (Abb. 103). Die Unterschiede zwischen den einzelnen Zeitpunkten sind statistisch signifikant (jeweils p<0,01).

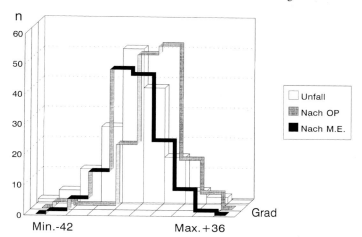

Abb. 102. Verteilung des Grunddeckplattenwinkels zum Zeitpunkt des Unfalls, nach Stabilisierung und nach Metallentfernung

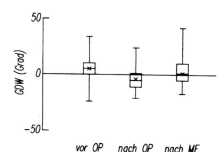

Abb. 103. Veränderungen des Grunddeckplattenwinkels zwischen Unfallzeitpunkt, nach Stabilisierung und nach Metallentfernung

Veränderungen des Bandscheibenraums unmittelbar kranial des verletzten Wirbelkörpers
Bei den 151 vermessenen Bandscheibenräumen handelt es sich in 138 Fällen um Verletzungen, die mit einer Beteiligung der Deckplatte einhergingen, so daß lediglich bei 13 Patienten eine Mitverletzung der Bandscheibe nicht sicher anzunehmen ist. Prinzipiell stellen sich die Veränderungen des Bandscheibenzwischenraums im Bereich der Vorder-

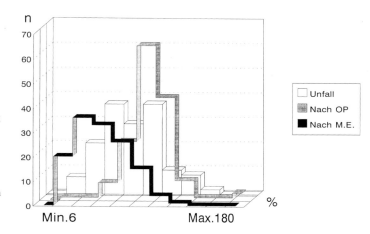

Abb. 104. Verteilung der Höhe des Bandscheibenraums im Bereich der Wirbelkörpervorderkante, unmittelbar kranial der Verletzung zu den angegebenen Zeitpunkten

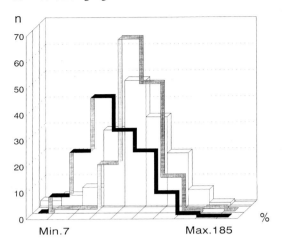

Abb. 105. Verteilung der Höhe des Bandscheibenraums in Wirbelkörpermitte unmittelbar kranial der Verletzung zu den angegebenen Zeitpunkten

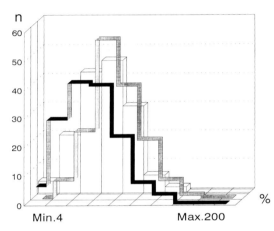

Abb. 106. Verteilung der Höhe des Bandscheibenraums im Bereich der Wirbelkörperhinterkante unmittelbar kranial der Verletzung zu den angegebenen Zeitpunkten

kante des Wirbelkörpers, in dessen Mitte sowie im Bereich der Hinterkante ähnlich dar. Postoperativ wird im Vergleich zum Unfallbild ein weiterer Bandscheibenraum erzielt, der nach der Metallentfernung offensichtlich unter den Ausgangswert zurückfällt (Abb. 104–106).

In Höhe der Vorderkante wird der Bandscheibenraum unmittelbar oberhalb der Verletzung von durchschnittlich $61,2 \pm 27,5$ auf $84,8 \pm 22,7\%$ des aus den benachbarten Zwischenwirbelräumen interpolierten Idealwerts (s. 7.2.5.3, Methodik) angehoben, um nach der Metallentfernung auf durchschnittlich $45,2 \pm 24,3\%$ zurückzufallen. Statistisch ergeben sich zwischen allen Zeitpunkten signifikante Unterschiede ($p<0,05$). Dies betrifft auch den durchschnittlichen Verlust von 16% (Abb. 107).

In der Mitte des Wirbelkörpers beträgt der durchschnittliche Bandscheibenraum zum Zeitpunkt des Unfalls $89,4 \pm 24,3$ sowie nach Stabilisierung $93,6 \pm 18,6\%$. Ursächlich für diese deutlich höheren Werte sind die häufig zu beobachtenden Impressionen der Bandscheibe in den Wirbelkörper. Zum Zeitpunkt nach der Metallentfernung beträgt der

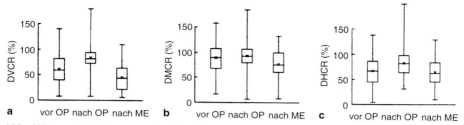

Abb. 107 a–c. Veränderungen der Bandscheibenhöhe über dem verletzten Wirbelkörper **a** an der Vorderkante (*DVCR*), **b** in der Mitte des Wirbelkörpers (*DMCR*) und **c** an dessen Hinterkante (*DHCR*) in Prozent des Sollwerts

Bandscheibenraum noch 77,3 ± 23,1%, so daß sich insgesamt ein durchschnittlicher Verlust von 12,1% ergibt, ein statistisch hoch signifikantes Ergebnis (p<0,01).

An der Hinterkante sind die Veränderungen zum Zeitpunkt des Unfalls im Vergleich zum Stabilisierungszeitpunkt ähnlich wie bei den vorhergehenden Daten (Abb. 107). Die durchschnittliche Erhöhung des Bandscheibenraums in diesem Bereich von 15,7% ist hier signifikant, ebenso aber auch der Verlust von 17,9% zwischen Stabilisierung und dem Zeitpunkt nach Metallentfernung (p<0,05). Demgegenüber sind statistisch keine signifikanten Unterschiede mehr zu vermerken zwischen dem Unfallzeitpunkt und nach Metallentfernung (p = 0,357), durchschnittlich handelt es sich hierbei um eine Verminderung des Bandscheibenraums von 2,2%.

Veränderungen des Bandscheibenraums unmittelbar kaudal des verletzten Wirbelkörpers
Insgesamt zeigen die Verteilungskurven zu den unterschiedlichen Zeitpunkten an allen Meßzeitpunkten deutlich geringere Veränderungen als im Bereich des Bandscheibenraums kranial des Wirbelkörpers. Dabei muß angemerkt werden, daß lediglich in 34 von 151 Fällen eine Verletzung der Grundplatte vorliegt, in den übrigen Fällen besteht anhand der Röntgen- und CT-Aufnahmen keine offensichtliche Mitverletzung der Band-

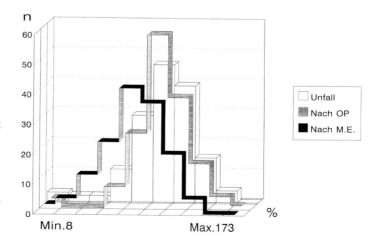

Abb. 108. Verteilung der Höhe des Bandscheibenraums im Bereich der Wirbelkörpervorderkante unmittelbar kaudal der Verletzung zu den angegebenen Zeitpunkten

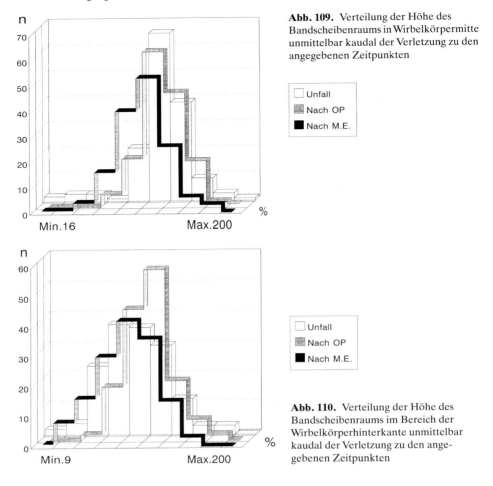

Abb. 109. Verteilung der Höhe des Bandscheibenraums in Wirbelkörpermitte unmittelbar kaudal der Verletzung zu den angegebenen Zeitpunkten

Abb. 110. Verteilung der Höhe des Bandscheibenraums im Bereich der Wirbelkörperhinterkante unmittelbar kaudal der Verletzung zu den angegebenen Zeitpunkten

scheibe. Aus allen Kurvenverläufen wird jedoch deutlich, daß es nach der Metallentfernung zu einer Reduktion des Bandscheibenraums kommt (Abb. 108–110).

Dabei ergeben sich im Bereich der Vorderkante sowie der Mitte des Wirbelkörpers für den Bandscheibenraum zwischen dem Unfallzeitpunkt und dem Zeitpunkt nach der Operation nur geringe Unterschiede von durchschnittlich 4,0 bzw. 1,2%. An der Hinterkante kommt es jedoch postoperativ zu deutlichen Veränderungen im Vergleich zum Unfallbild von durchschnittlich 16,2%. Offenbar wird bei der Montage der untere Bandscheibenraum in leichter Kyphose überdistrahiert. Diese Werte sind statistisch signifikant (Abb. 111). Vergleicht man die Werte zum Zeitpunkt des Unfalls sowie nach Metallentfernung, so entstehen statistische Unterschiede nur im Vorderkantenbereich und im mittleren Bereich ($p < 0,01$). Dabei beträgt der durchschnittliche Verlust des Bandscheibenraums an der Vorderkane $16,1 \pm 25,6\%$ und im mittleren Wirbelkörperbereich $11,9 \pm 52,5\%$. Die verbleibende Differenz zwischen dem Unfallzeitpunkt und dem Zeitpunkt nach Metallentfernung betreffend den Bandscheibenraum im Hinterkantenbereich von 1,5% sind statistisch unbedeutend ($p = 0,53$).

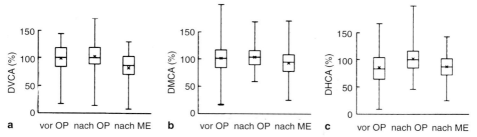

a   vor OP nach OP nach ME   b   vor OP nach OP nach ME   c   vor OP nach OP nach ME

Abb. 111 a–c. Veränderungen der Bandscheibenhöhe unter dem verletzten Wirbelkörper **a** an der Vorderkante (*DVCA*), **b** in der Mitte des Wirbelkörpers (*DMCA*) und **c** an dessen Hinterkante (*DHCA*) in Prozent des Sollwerts

Vergleicht man die Veränderungen der Zwischenwirbelräume der 34 Patienten, bei denen offensichtlich eine Verletzung des unteren Bandscheibenraums besteht, mit den Patienten, bei denen radiologisch kein Verdacht besteht, so ergeben sich unter diesen beiden Gruppen im Mediantest für keine unterschiedlichen Zeitpunkte statistisch signifikante Unterschiede (jeweils p>0,1).

7.3.6.4 Abhängigkeit der Veränderungen der Wirbelkörpervorderkante, des seitlichen Körperwinkels sowie des Beck-Index von der transpedikulären Spongiosaplastik

Der durchschnittliche Ausgangswert des Wirbelkörperwinkels beträgt in der Gruppe mit Spongiosaplastik $-14,84 \pm 7,39°$ und in der Gruppe ohne Spongiosaplastik $-14,93 \pm 7,32°$, so daß im Mediantest statistisch keine signifikanten Unterschiede bestehen (p = 0,4984). Zum Zeitpunkt nach der Metallentfernung liegen die durchschnittlichen Werte in der Gruppe mit Spongiosaplastik mit $-2,9 \pm 13,93°$ günstiger als in der Gruppe ohne Spongiosaplastik mit $-7,69 \pm 8,99°$, dennoch ergeben sich im Mediantest statistisch keine signifikanten Differenzen (p = 0,2039). Obwohl also bei der Gruppe mit Spongiosaplastik ein Gewinn von 11,94° und bei der Gruppe ohne Spongiosaplastik von 7,24° zu verzeichnen ist, kann aufgrund der unterschiedlichen Verhalten der einzelnen Wirbelkörper in jeder Gruppe kein statistischer Nachweis für die Bedeutung der Spongiosaplastik erbracht werden.

Betreffend den Beck-Index ist die Ausgangssituation für beide Gruppen identisch, der Mittelwert beträgt jeweils 0,68, die Standardabweichung ±0,17 (entsprechend im Mediantest p = 0,867). Zum Zeitpunkt nach Metallentfernung beträgt der durchschnittliche Wert für die Gruppe mit Spongiosaplastik $0,90 \pm 0,10$ und für die Gruppe ohne Spongiosaplastik $0,86 \pm 0,18$, so daß sich ein Zugewinn bei durchgeführter Spongiosaplastik betreffend den Beck-Index von 0,22 und bei der Gruppe ohne Spongiosaplastik von 0,18 errechnet. Auch dieser Wert ist statistisch nicht signifikant (p = 0,94; Mediantest).

Auch bezüglich der Vorderkante sind die Ausgangswerte ähnlich: $66,17 \pm 16,82$ bzw. $66,59 \pm 17,6\%$ des errechneten Sollwerts (s. 7.2.5.1). Zum Zeitpunkt nach der Metallentfernung findet sich die Vorderkante des verletzten Wirbelkörpers bei durchgeführter Spongiosaplastik in durchschnittlich $92,39 \pm 9,14\%$ und in der korrespondierenden Gruppe ohne Spongiosaplastik in $97,9 \pm 17,94\%$ aufgerichtet. Auch hier finden sich im Mediantest keine signifikanten Unterschiede (p = 0,962).

7.3.6.5 Abhängigkeit der Veränderungen des Wirbelkörpers vom Frakturtyp

Untersucht wird die Abhängigkeit der Aufrichtung des Wirbelkörpers von der Anzahl der beteiligten Säulen. In allen Tests (Mediantest) werden für den Beck-Index, den Körperwinkel sowie die Höhe der Vorderkante keine signifikanten Unterschiede errechnet. Die Veränderungen, die sich postoperativ und nach Metallentfernung für Frakturen mit Beteiligung der vorderen beiden Säulen (AB) im Vergleich zu den Frakturen mit Beteiligung aller 3 knöchernen Säulen (ABC) ergeben, scheinen also nicht wesentlich zu sein.

7.3.7 Komplikationen

Bei den im folgenden dargestellten aufgetretenen Komplikationen handelt es sich um die Auswertung der Aufzeichnung wöchentlicher Komplikationskonferenzen, die im Allgemeinen Krankenhaus St. Georg Hamburg sowie später auch im Berufsgenossenschaftlichen Unfallkrankenhaus Hamburg während des gesamten betreffenden Zeitraums durchgeführt wurden. Die Prozentangaben beziehen sich auf die Anzahl der 200 versorgten Patienten und nicht auf die 203 stabilisierten Frakturen.

7.3.7.1 Lokale Komplikationen

Die größte Anzahl der lokalen Komplikationen betreffen postoperative neurologische Verschlechterungen sowie Plattenlagerinfekte im Sinne eines Frühinfekts (Tabelle 7). Es erstaunt die geringe Anzahl der Wundkomplikationen; Wundheilungsstörungen treten in keinem Fall auf.

Tabelle 7. Lokale Komplikationen nach dorsaler Spondylodese

	Anzahl der Patienten
Infekte	4
Neurologische Verschlechterung	8
Operationstechnische Fehler	3
Implantatversagen	1
Hämatome, Serome	3
Liquorfistel	1
Gesamt	20

Postoperative neurologische Verschlechterungen

Bei je 4 Patienten (insgesamt 4%) betrifft die neurologische Verschlechterung entweder eine zunehmende Querschnittssymptomatik oder aber zunehmende radikuläre Ausfälle. Ursächlich für die zunehmenden Querschnittssymptome sind entweder eingesprengte große Hinterwandfragmente bzw. in 1 Fall eine in Fehlstellung fixierte Fraktur. In allen 4 Fällen erfolgt die operative Revision. Hierbei wird 2mal eine Laminektomie und einmal eine Hemilaminektomie durchgeführt. In 1 weiteren Fall erfolgt aufgrund der unzureichenden Primärversorgung eine Respondylodese im Zusammenhang mit einer Laminektomie (Abb. 112).

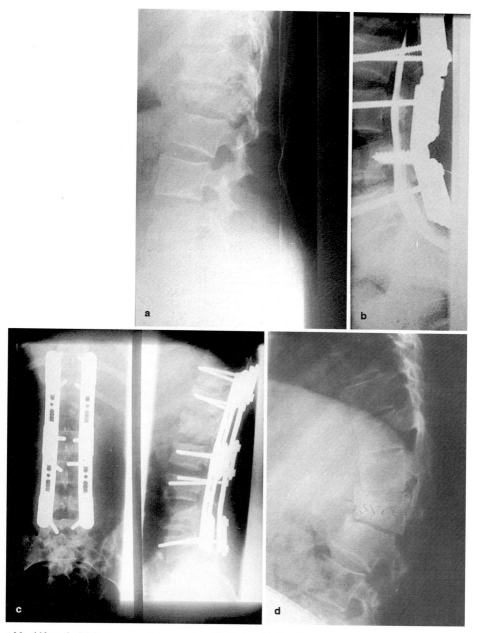

Abb. 112 a–d. Mehretagenverletzung einer 13jährigen Patientin mit Berstungsbruch LWK 1 sowie instabiler Fraktur LWK 4 (**a**), Kontrastmittelstop in Höhe L1 in der Myelographie nach operativer Versorgung (**b**), langstreckige Respondylodese (**c**), nach Infekt und frühzeitiger Metallentfernung, Ausheilung in erheblicher kyphotischer Fehlstellung nach 1 Jahr (**d**), so daß später der Korrektureingriff erforderlich wird

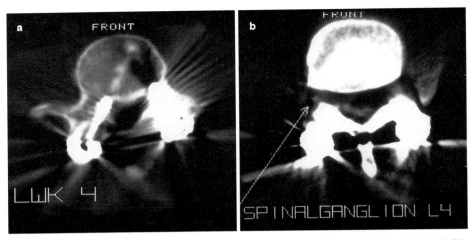

Abb. 113 a, b. Fehlerhafte Schraubenlage bei transpedikulärer Spondylodese in Höhe LWK 4 (**a**). Die weiteren Scans zeigen ein intaktes Spinalganglion L 4 (**b**)

Bei den radikulären Verschlechterungen treten 3 dieser Veränderungen unmittelbar postoperativ und bei 1 Patienten erst am 3. Tag nach dem Eingriff auf. Während sich in den ersten genannten 3 Fällen computertomographisch kein Anhalt für eine Bedrängung oder Irritation der Nervenwurzel durch das Implantat oder Knochenfragmente ergibt, wird in dem letztgenannten Fall eine Schraubenfehllage als ursächlich erkannt (Abb. 113).

Aufgrund des CT-Befunds erfolgt die Entfernung der Spongiosaschraube aus dem verletzten Segment, die radikulären Ausfälle bilden sich innerhalb 1 Woche vollständig zurück.

Bei der Nachuntersuchung aller Patienten mit neurologischen postoperativen Verschlechterungen, die anläßlich der Metallentfernung bzw. von Begutachtungen durchgeführt wird, ist bei 2 Patienten mit radikulären Verschlechterungen eine vollständige Remission eingetreten, in 1 Fall haben sich die radikulären Ausfälle bis auf sensible Störungen zurückgebildet, in 1 weiteren Fall sind die Schäden verblieben. Bei den Patienten mit zunehmender Querschnittssymptomatik ist einmal eine vollständige Remission zu beobachten, in 2 Fällen treten deutliche Verbesserungen auf, in 1 Fall verbleiben die neurologischen Ausfälle unverändert.

Frühinfekte

Die 4 beobachteten Frühinfekte (2%) treten ausschließlich bei sehr jungen Patienten mit einem Durchschnittsalter von 18,5 Jahren (13–24 Jahre) auf. Es handelt sich hierbei um 3 weibliche und 1 männlichen Patienten. Als begünstigende Faktoren liegen in 2 Fällen schwere Hautkontusionen mit Schürfungen vor, in 1 weiteren Fall handelt es sich um eine Respondylodese (s. Abb. 112).

Die 4 Infektionen bedingen bei den 4 Patienten insgesamt 7 Revisionseingriffe. Dabei wird in 1 Fall eine Spül-Saug-Drainage angelegt, in 4 Fällen erfolgt ein ausgiebiges Débridement und Einlegen von PMMA-Ketten, 2 weitere Eingriffe sind zur Entfernung dieser Ketten erforderlich, verbunden mit einem neuerlichen ausgedehnten Débridement. In 2

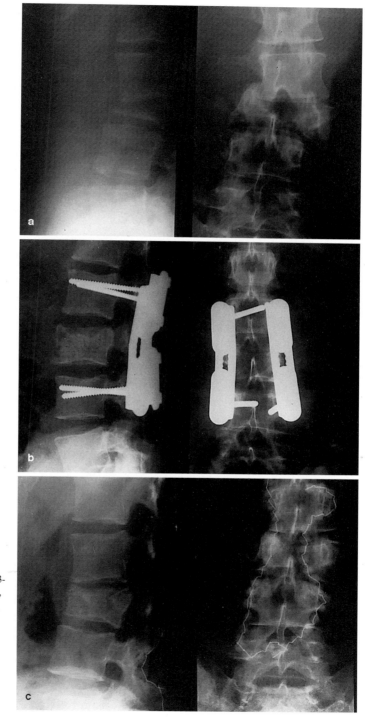

Abb. 114 a–d. LWK-3-Fraktur, Typ ABC 2 (**a**), gut aufgerichteter Wirbel nach Stabilisierung mit DPF (**b**), Situation nach frühzeitiger Metallentfernung und Einlage von PMMA-Ketten (**c**), Ausheilungsergebnis nach 4 Jahren (**d**)

Abb. 114 d

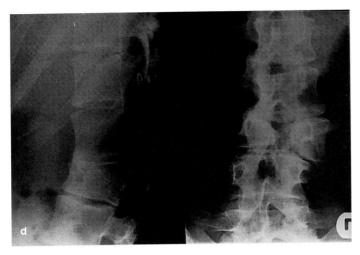

Fällen ist die Infektion so massiv, daß das Material innerhalb der 6-Wochen-Grenze vollständig entfernt werden muß. In 1 weiteren Fall handelt es sich um einen einseitigen Plattenlagerinfekt, so daß die partielle Metallentfernung innerhalb der 6-Wochen-Grenze erfolgt. Bei dem 4. Patienten kann das Implantat bis zur zeitgerechten Metallentfernung gehalten werden. Die ungünstige Auswirkung der frühzeitigen Implantatentfernung wird anläßlich einer späteren Nachuntersuchung der 4 Patienten deutlich: z.T. bestehen erheblich sekundäre Deformitäten (Abb. 114), die in 2 Fällen eine Spätkorrektur (s. Abb. 112) erfordern.

Die Nachuntersuchung der 4 Patienten mit Frühinfekten, die durchschnittlich 4,2 Jahre nach dem Infekt erfolgt, ergibt lediglich bei 1 Patienten eine volle Arbeitsfähigkeit. Bei 3 Patientinnen ist sowohl die Arbeitsfähigkeit wie auch die Sportfähigkeit eingeschränkt.

Operationstechnische Fehler

Die 3 als operationstechnische Fehler eingestuften Komplikationen betreffen den einen Patienten mit radikulärer Symptomatik infolge Schraubenfehllage sowie die Patientin, bei der eine Respondylodese erforderlich wurde (s. neurologische Verschlechterungen). Bei einem weiteren 13jährigen Patienten tritt postoperativ eine Liquorfistel auf, die sich wieder verschließt. Anläßlich der Materialentfernung findet sich dann jedoch überraschenderweise ein ausgedehntes Liquorkissen. Ursächlich ist eine fehlplazierte Schraube, die die Wurzeltasche tangiert. Die Fistel wird mittels Muskellappenplastik und Fibrinklebung verschlossen (Abb. 115).

Bei einem älteren Patienten kann aufgrund eines intraoperativen Herzstillstands die Spondylodese nur einseitig erfolgen, so daß später die Respondylodese erforderlich wird. Dieses Ereignis wird nicht als operationstechnischer Fehler eingestuft.

Hämatome, Serome

Die 3 beobachteten Hämatome bzw. Serome erfordern 2 Revisionseingriffe. Einmal handelt es sich hierbei um eine Patientin mit einer fulminanten Lungenembolie, bei der infolge der Lysetherapie ein massives Hämatom auftritt.

Abb. 115 a, b. Aus-
gedehntes Liquorkis-
sen infolge einer Ver-
letzung der Wurzel-
tasche (**a**), Verschluß
der Fistel durch Mus-
kellappenplastik und
Fibrinklebung (**b**)

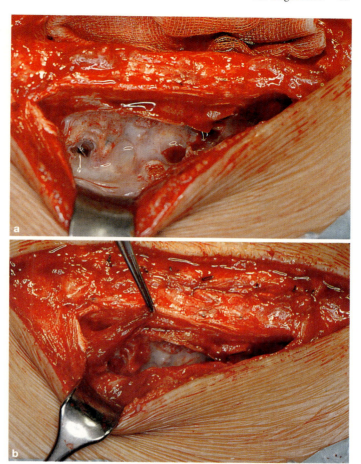

Implantatversagen

Ein echtes Implantatversagen tritt einmalig bei Verwendung von Kortikalisschrauben
auf, die frühzeitig brechen. Hier kann die Montage das operativ erzielte Ergebnis nicht
mehr halten, ein erheblicher Repositionsverlust resultiert.

7.3.7.2 Allgemeine Komplikationen

Schwerwiegende allgemeine Komplikationen betreffen 3 Patienten, die eine Lungenembolie erleiden. Alle 3 Patienten überleben diese schwerwiegende Komplikation durch
eine erfolgreiche Lysetherapie. Bei 1 weiteren Patienten kommt es intraoperativ zu einem
Herzstillstand. Die Reanimationsmaßnahmen sind erfolgreich, so daß späterhin die defi-
nitive Stabilisierung vorgenommen werden kann (s. oben).

7.3.8 Materialermüdungsbrüche

Die Materialentfernung der nachuntersuchten 151 Patienten erfolgt nach durchschnittlich 8 Monaten (frühestens nach 5,5 Monaten und spätestens nach 2,5 Jahren). Die Durchsicht der unmittelbar präoperativ angefertigten Röntgenaufnahmen sowie die Analyse der Operationsberichte anläßlich der Materialentfernung ergibt Materialermüdungsbrüche der transpedikulären Schrauben bei 20 Patienten. Bei manchen dieser Patienten sind sämtliche transpedikulären Schrauben gebrochen (Abb. 116). Insgesamt handelte es sich um 36 Schraubenbrüche. Bei den insgesamt 632 verwandten transpedikulären Schrauben, nicht eingerechnet die Spongiosaschrauben, die zur additionellen Fixation des verletzten Segments benutzt werden, ergibt sich insgesamt eine Ermüdungsbruchrate von 5,7%. Dabei zeigt sich, daß seit Verwendung der 5,5-mm-Pedikelschraube diese Ermüdungsbrüche deutlich rückläufig sind. Entsprechend werden bei den seit 1988 operativ versorgten Patienten, der Mehrzahl aller Patienten, nur 8 Schraubenbrüche vermerkt. Erwartungsgemäß treten Ermüdungsbrüche des Plattensystems nicht auf.

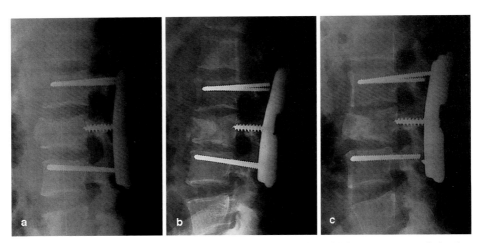

Abb. 116 a–c. Materialermüdung der transpedikulären Schrauben: 2 Monate postoperativ intakte Schrauben (**a**), nach 6 Monaten Bruch beider oberer Schrauben (**b**), nach 1 Jahr Bruch auch der kaudalen Schrauben (**c**)

7.3.9 Lage des Schraubenmaterials

Anhand der 120 Patienten, bei denen auch postoperativ eine CT vorlag, konnte die Schraubenlage aufgrund der verbliebenen Schraubenkanäle nachträglich analysiert werden. Von insgesamt 492 Pedikelschrauben bei diesen 120 Patienten verließen insgesamt 24 Schrauben den Pedikel in Richtung des Spinalkanals sowie 17 weitere den Pedikel nach lateral und tangierten lediglich den Wirbelkörper, ohne ihn richtig zu fassen. Dies entspricht einer Schraubenfehllage von 8,3%. Diese Beobachtungen wurden nicht als operationstechnische Fehler gewertet, da sie zu keinen weiteren folgenreichen Komplikationen führten.

8 Diskussion

8.1 Experimentelle Untersuchungen

Ergebnisse aus In-vitro-Untersuchungen sind nur bedingt auf die in vivo vorliegenden Verhältnisse übertragbar. Dies gilt in besonderem Maß für Untersuchunen an der Wirbelsäule. Der bei den Präparaten fehlende Muskelmantel, die postmortalen Veränderungen der Disci intervertebrales sowie der fehlende intraabdominelle Druck verändern die tatsächlichen in vivo vorliegenden Bedingungen. Andererseits liegen keine relevanten Daten über die Mindestanforderung an ein Implantat aus In-vivo-Messungen vor. Bekannt sind lediglich In-vivo-Messungen des Bandscheibendrucks [5, 98, 100, 109], axiale Kräfte am Harrington-Stab bei Skoliosekorrekturen [99] und sagittale Biegemomente, gemessen an einem Wirbelsäulenfixateur externe [115, 139]. Auch diese Daten können die tatsächlichen Kräfteverhältnisse nur unvollständig darstellen und erlauben keine definitiven Aussagen, zumal die Resultate der einzelnen Untersucher divergieren. Die Überprüfung neuer Implantate ist entsprechend auf vergleichende In-vitro-Untersuchungen mit klinisch schon bekannten und bewährten Systemen angewiesen, deren biomechanische Leistungsfähigkeit bekannt ist.

8.1.1 Haltefestigkeit transpedikulärer Schrauben

Die vorliegende Versuchsanordnung zur Haltefestigkeit verschiedener Schrauben nach transpedikulärer Implantation unterscheidet sich wesentlich von früheren Untersuchungen [121, 124, 143], die die Ausreißkräfte verschiedener Schrauben bestimmten. Im Rahmen der Plattenosteosynthese stellt die axiale Kraft einen entscheidenen Faktor für die Osteosynthese dar. Bei der dorsalen Spondylodese mit Plattensystemen oder einem Plattenfixateur kommt diesem insofern Bedeutung zu, als daß bei der bisegmentalen Instrumentation bei intaktem Wirbelbogen des verletzten Segments und entsprechender Vorbiegung der Platte die axialen Kräfte für eine ausreichende Annäherung des Pedikels an die Platte bzw. umgekehrt sorgen. Hierdurch kann einerseits intraoperativ eine günstige Reposition erzielt werden, andererseits kann die Platte als 3-Punkte-Abstützung wirken und somit mehr Steifigkeit für den frakturierten Bereich vermitteln. Unklar bleibt, warum das Verhältnis von Durchdrehmomenten zur axialen Kraft bei früheren Untersuchungen – allerdings an kortikalem Knochen – nahezu doppelt so hoch lag wie bei diesem Experiment [6, 15].

Die dargestellte Abhängigkeit der Durchdrehmomente und der axialen Kraft von der Knochenqualität bestätigen neueste Ergebnisse von Wittenberg [133]. Das äußerst geringe Drehmoment bei der Kortikalisschraube in Knochen minderer Qualität verweist auf die Problematik der intraoperativen Applikation eines optimalen Drehmoments bei

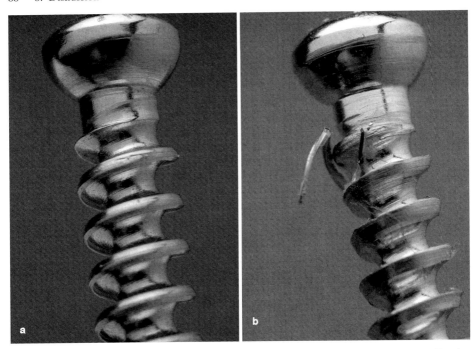

Abb. 117 a, b. Vollständig umgeschlagene Gewindegänge einer Spongiosaschraube bei Metallentfernung mit Kerbenplatte (**a**) bzw. starker Metallabrieb (**b**)

osteoporotischem Knochenmaterial. Hier kann davon ausgegangen werden, daß das ansonsten gute Gefühl für den ausreichenden Schraubensitz [19] überfordert wird und bereits intraoperativ die Schraube leicht überdreht wird. Die Ergebnisse verweisen auf die Vorteile der Verwendung von Spongiosaschrauben in derartigen Problemfällen. Der Einfluß unterschiedlichen Schraubenmaterials auf die Steifigkeit im Frakturbereich wurde bereits früher dargestellt [79]. Allerdings muß darauf hingewiesen werden, daß die Lochgeometrie der Kerbenplatte mit ihren geringen Abmessungen dahingehend Probleme bereiten kann, daß bei der Materialentfernung eine Verklemmung zwischen der Spongiosaschraube und der Platte auftritt und die Entfernung entweder nur unter hohem Metallabrieb oder aber unter hohem Kraftaufwand bei Umschlagen der gesamten Gewindegänge vonstatten geht (Abb. 117). Hierbei können die Schraubenköpfe leicht einmal abbrechen.

Aufgrund der experimentellen Ergebnisse im Zusammenhang mit früheren Untersuchungen zur Dimension thorakolumbaler Pedikel [70, 114] wird bei der dorsalen Spondylodese mit dem DPF seit 1988 eine Pedikelschraube mit einem 5,5-mm-Außendurchmesser verwandt, bei der der Schraubenkern auf 4 mm angehoben wurde und der schraubenkopfnahe Bereich gewindefrei verbleibt, einem Bereich, in dem fast ausschließlich die klinisch beobachteten Materialermüdungsbrüche auftreten.

Die mit der Pedikelschraube durchgeführten vergleichenden Untersuchungen zur Fragestellung, inwieweit die Miterfassung der Wirbelkörpervorderkante erforderlich ist, ergibt einen statistisch signifikanten Unterschied zugunsten der Miterfassung der Wirbelkörpervorderkante. Die Untersuchungen bestätigen indirekt Ausreißversuche, die früher beschrieben wurden [143]. Es erhebt sich allerdings die Frage, inwieweit diese statistische Signifikanz relevant ist in Anbetracht einer Differenz der Axialkräfte bzw. Durchdrehmomente von etwa 3%. Mit der Einschränkung, daß diese Untersuchung sich auf einen Schraubentyp beschränkt, kann empfohlen werden, auf die Perforation der Vorderkante zu verzichten, um die ventral der Wirbelsäule angelagerten Strukturen nicht zu gefährden. Diese Empfehlung kann nur gelten für Plattensysteme, nicht aber für Fixateursysteme, wie beispielsweise den Fixateur interne nach Dick, da diese Fixateursysteme eher im Sinne einer Verklemmung der transpedikulären Schrauben der Wirbelsäule ihre Steifigkeit vermitteln. Diese völlig andere Art des Schraubenhalts erklärt vielleicht die oft erkennbaren Lysezonen um die transpedikulären Schrauben, die fast regelmäßig beim AO-Fixateur nach einigen Monaten zu beobachten sind.

8.1.2 Steifigkeitsverhalten frakturierter Wirbel nach dorsalen Spondylodesen unter statischer Belastung

Die Erfassung der Bewegungsauslenkung der Wirbelsäule in allen 6 Freiheitsgraden stellt meßtechnisch hohe Anforderungen [103]. Dies gilt besonders für Untersuchungen langstreckiger mehrsegmentaler Präparate. Dabei ist die Aufzeichnung der Relativbewegungen zweier Ebenen nicht neu. Die Originalität der vorgelegten Meßmethode bezieht sich auf die Fixation dieser Ebenen in den Bereich der zu messenden Segmente bzw. einer simulierten Fraktur, die entsprechend eine Untersuchung mehrsegmentaler Präparate erlaubt.

Die primäre Versuchsanordnung, die lediglich durch nacheinanderfolgende Distanzmessungen einen Lastfall beschreiben konnte, bietet zwar bei akkurater Durchführung exakte Resultate, ist jedoch abhängig von der Vorgehensweise des Untersuchers und beinhaltet somit das Risiko von Meßfehlern. Nachteilig ist bei der ersten Versuchsanordnung ebenso die Einflußgröße der Kriechphase, die entsprechend abgewartet werden muß und somit nicht nur zeitaufwendig ist, sondern lediglich einzelne Lastfälle für die Beschreibung zuläßt. Die neuere Versuchsanordnung zur dreidimensionalen On-line-Messung stellt hierbei einen wesentlichen Fortschritt dar. Die maskengesteuerte computergestützte Führung des Experiments trägt wesentlich zu einer Reproduzierbarkeit der Messungen bei. Die Veränderung der Lastapplikation von einer statischen in eine dynamische stellt sicherlich eine Verbesserung im Sinne einer physiologischeren Belastung dar. Andererseits soll hier ausdrücklich betont werden, daß gerade auch die Applikation von Lasten, die länger verharren, einzelne Resultate deutlicher werden läßt und damit individuellere Beobachtungen erlaubt.

Frühere Untersuchungen von Wörsdörfer [139] zeigten bei Applikation eines a.-p.-Biegemoments (Flexion) die langstreckige Plattenosteosynthese unter Verwendung der Wirbelsäulenkerbenplatte mit additioneller Verschraubung der kleinen Wirbelgelenke als das steifste System im Vergleich mit Harrington-Systemen sowie dem Fixateur externe. In den hier beschriebenen ersten Experimenten erwiesen sich ebenso die langen Plattensysteme als diejenigen, die der frakturierten Wirbelsäule bei Flexion die höchste Rotationssteifigkeit um die Körperquerachse vermitteln konnten. Dabei erzielte die Schlitzlochplatte sogar eine höhere Steifigkeit als die Kerbenplatte trotz Verzichts der Verschraubung der kleinen Wirbelgelenke.

In der gleichen Versuchsanordnung wie Wörsdörfer maß Dick [29] für den Fixateur interne bei 5 Nm a.-p.-Biegemoment eine Angulationsdeformität der Wirbelsäule im Frakturbereich von 1,0°, bei 10 Nm von 2,9°, bei 15 Nm von 6,1 und bei 20 Nm von 6,9°. Die etwa korrespondierenden Werte betragen in dieser Untersuchung bei 6 Nm 2,2, bei 11 Nm 4,0, bei 16 Nm 5,3 und bei 21 Nm 6,5°. Die Resultate der unterschiedlichen Untersuchungen scheinen also im wesentlichen vergleichbar.

Der Plattenfixateur St. Georg, der im ersten Experiment verwandt wurde, erzielte bezüglich der Hauptauslenkung bei Flexion, der Rotation um die Transversalachse, eine zumindest gleichwertige Steifigkeit wie der Fixateur interne. Bezüglich der Verschiebungen auf der axialen, noch mehr der sagittalen Achse war er jedoch dem Fixateur interne deutlich unterlegen. Welche Bedeutung diesen Verschiebungen in der Frakturheilung zukommt, muß zunächst offen bleiben. Ursächlich für diese differenten Ergebnisse jedoch sollten die unterschiedlichen Schraubenmaterialien sein, da plastische Deformationen des rigiden axialen Verankerungsträgers des Plattenfixateurs nur schwer vorstellbar sind und auch nicht beobachtet wurden. Dies war später ein Grund, unser Schraubenmaterial größer zu dimensionieren.

Der höchste Steifigkeitskoeffizient, der bezüglich der transversalen Rotationsauslenkung bei Flexion für die Schlitzlochplatte gemessen wurde, entsprach im übrigen dem gleichen Wert, der sich bei gleicher Versuchsanordnung in einem anderen Experiment für native Wirbelsäule zwischen den Segmenten L 2 und L 3 ergab.

Die bei Überstreckung (Extension) gemessenen höchsten Steifigkeiten im Osteotomiebereich bei der langen Kerbenplatte scheinen ein Hinweis darauf zu geben, daß für diesen Lastfall die additionelle Verschraubung der kleinen Wirbelgelenke eine zusätzliche stabilisierende Wirkung erzielt. Der Fixateur interne vermittelt bezüglich aller Bewegungsauslenkungen unter Extension bei hohen Laststufen eine höhere Steifigkeit als der Plattenfixateur. Ursächlich hierfür ist wiederum der geringere Schraubenquerschnitt, der beim Plattenfixateur verwandten Kortikalisschrauben im Vergleich zu den Schanz-Schrauben des Fixateur interne. Aufgrund dieses geringeren Schraubenquerschnitts kann

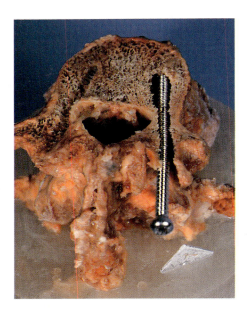

Abb. 118. Mißverhältnis zwischen Schrauben- und Pedikeldimension: bereits nach einfacher Torsionsbelastung ist der Schraubenkanal aufgeweitet, die Schraube entsprechend gelockert

sich die Kortikalisschraube leichter in den spongiösen Anteil des Pedikels hineinarbeiten. Dies verweist auf die Bedeutung der Erfordernis des Schraubenhalts an der Kortikalis des Pedikels (Abb. 118).

Die Dimensionen der Schrauben müssen entsprechend angepaßt sein. Hierauf gründet sich wesentlich die Implantatänderung, die seit 1988 mit Verwendung einer speziellen Pedikelschraube für die Spondylodese mit DPF vorgenommen wurde. An dieser Stelle sei darauf hingewiesen, daß bei einer dynamischen Belastung mit zügigem Testablauf das unterschiedliche Verhalten bezüglich der einzelnen Bewegungsauslenkungen nicht so verdeutlicht worden wäre und diese „einfachere Versuchsanordnung" durchaus Vorteile bietet. Unabhängig davon soll auch betont werden, daß das Frakturmodell, welches hier gewählt wurde, speziell für die Extension nur wenig geeignet ist: Frakturen mit Ruptur des vorderen Längsbandes stellen in der Klinik eher eine Rarität dar.

In einer vergleichenden In-vitro-Untersuchung berichtet Tencer [123] über eine hohe Steifigkeit der Wirbelsäule bei Seitbeugung nach Instrumentierung mit Original-Roy-Camille-Platten. Dies bestätigt sich auch bei unseren Untersuchungen und gilt für beide langstreckigen Plattensysteme, die gegenüber den Fixateursystemen signifikant sind. Bei dieser Belastungsart scheint sogar die kurze Kerbenplatte aufgrund der zusätzlichen Verschraubungen der kleinen Wirbelgelenke eine ausreichende Stabilität zu gewährleisten.

Die axiale Rotationsauslenkung (Torsion) ist an der LWS infolge der nahezu sagittal gestellten Gelenkflächen der kleinen Wirbelgelenke stark eingeschränkt. Am gesamten Rotationsumfang der Wirbelsäule beteiligt sich die LWS mit lediglich 7% [84]. Als Ausdruck dieser hohen Eigensteifigkeit wurde bei früheren eigenen Untersuchungen bei Applikation eines Drehmoments von 15 Nm eine Rotationsauslenkung zwischen den Segmenten L 2 und L 3 von lediglich 3,5° gemessen. Dieser Wert wurde in der vorliegenden Arbeit unter den gleichen Bedingungen statischer Belastungen mit keinem Implantat erzielt, so daß die Wiederherstellung einer hohen Rotationssteifigkeit ein besonderes Problem bei der operativen Versorgung instabiler Frakturen zu beinhalten scheint. Es sollte weiterhin ein Hinweis darauf sein, daß für die hohe Rotationssteifigkeit der lumbalen Wirbelsäule gerade auch eine intakte vordere und mittlere Säule von Bedeutung sind.

Ulrich [125] maß für die langen Plattensysteme bei Applikation eines Drehmoments von 5 Nm einen axialen Verdrehwinkel im Frakturbereich von 1,20 ± 0,9°. Die gleichen Mittelwerte ergeben sich in dieser Versuchsanordnung sowohl für die lange Kerbenplatte als auch für die Schlitzlochplatte bei Applikation von 5,36 Nm.

Die vorliegenden Experimente weisen eine signifikant höhere Rotationssteifigkeit des Plattenfixateurs gegenüber dem Fixateur interne aus, sowohl die axiale Rotation als auch die transversalen Verschiebungen betreffend. Ursächlich für diese unterschiedlichen Ergebnisse ist wohl zum einen die Abstützung der Platte am Wirbelbogen, zum anderen konnte bei den Experimenten beobachtet werden, daß es bei hohen Belastungen zu einer elastischen Verformung der Längsstangen des Fixateur interne kommt. Aufgrund der biomechanisch nachgewiesenen verminderten Rotationssteifigkeit des Fixateur interne im Vergleich zu anderen Implantaten wurde das Design mittlerweile dahingehend geändert, daß bei hochgradig instabilen Frakturen ein Querträger zwischen den axialen Stangen für zusätzliche Steifigkeit sorgt. Die Ergebnisse, betreffend die kurzen Kerbenplatten, verweisen auf die unzureichende Drehsteifigkeit, die diese Implantate bei Frakturen mit hoher ventraler Instabilität der Wirbelsäule vermitteln. Im Experiment rissen 2 von 3 kurzen Kerbenplatten bei Drehmomenten von 10 bzw. 15 Nm aus. Dabei muß darauf hingewiesen werden, daß die hier beschriebenen Ergebnisse auf der Applikation reiner Drehmomente basieren.

In vivo liegt jedoch eine axiale Vorlast vor und Panjabi konnte experimentell an nativen lumbalen Wirbelsäulen nachweisen, daß diese axiale Vorlast die Rotationssteifigkeit der Wirbelsäule erhöht [101]. Entsprechend wurde im Rahmen der vergleichenden Untersuchungen unter statischer Belastung dieser Einfluß auf verschiedene Implantate überprüft und auch nachgewiesen [71, 74]. Hierbei zeigte sich, daß dieser Einfluß sich auf die einzelnen Systeme sehr unterschiedlich auswirkte. Er war in den eigenen Experimenten am größten für den Fixateur interne. Insofern muß betont werden, daß die Ergebnisse vergleichender biomechanischer Untersuchungen nur sehr vorsichtig für die tatsächlichen In-vivo-Verhältnisse interpretiert werden dürfen. Diese letztgenannten Ergebnisse verweisen insbesondere auch auf die Bedeutung der Konditionen eines Testverfahrens.

8.1.3 Steifigkeitsverhalten frakturierter Wirbel nach dorsaler Spondylodese unter dynamischer Belastung

Die Bedingungen sind in den neueren Untersuchungen unter dynamischer Belastung deutlich verändert. Aufgrund des zügigen Testablaufs kann die Kriechphase praktisch vernachlässigt werden. Betrachtet man die Hauptbewegungsauslenkung bei Flexion, die transversale Rotation, so ergibt sich für den DPF in der neuerlichen Untersuchung eine Steifigkeit von 4,5 Nm im Vergleich zu 3,5 Nm/° bei unseren früheren Untersuchungen. Die Ergebnisse sind vergleichbar: die höhere Steifigkeit bei den neueren Untersuchungen findet eine Erklärung in der Verwendung eines anderen Schraubenmaterials, der günstigeren Blockierung der Schrauben durch die Druckplatte bei Verwendung von Rundkopfschrauben sowie insbesondere in der zusätzlichen Verschraubung des verletzten Segments. Dieser Einfluß wurde bereits früher untersucht und für die Torsion nachgewiesen [77]. Bezüglich der Hauptbewegungsauslenkung bei Flexion, der Rotation um die Körperquerachse, bestehen bei den einzelnen untersuchten Implantaten keine statistischen Unterschiede mit Ausnahme des mit Flachkopf versehenen DPF, der die höchsten Werte erzielt. Betreffend die Verschiebungen auf der axialen Ebene sowie der sagittalen Ebene liegen die Werte des DPF etwa doppelt so hoch im Vergleich zu den Untersuchungen unter statischen Belastungsbedingungen. Neben den beschriebenen Veränderungen der Implantation sowie des Schraubenmateriales nimmt hier die Versuchsanordnung Einfluß.

Mit Ausnahme des KF schützen die untersuchten Implantate die verletzte Wirbelsäule gegenüber Axialverschiebungen nahezu gleichwertig. Demgegenüber vermitteln bisegmental implantierte DPF unter zusätzlicher Verschraubung des verletzten Segments eine höhere Sicherheit gegenüber Verschiebungen auf der sagittalen Ebene im Vergleich zu einer monosegmentalen Instrumentation bzw. einem bisegmental implantierten KF, der das verletzte Segment nicht erfaßt. Hier sollte die Einbeziehung des verletzten Segments in die Fusion ursächlich sein.

Dies wird besonders deutlich bei der entgegengesetzten Belastung im Sinne der Extension: Auch hier bestehen die erheblichen Unterschiede der genannten Implantate. Auffallend bei der Applikation des Biegemoments in entgegengesetzter Richtung ist der Abfall der Steifigkeit betreffend die Hauptbewegungsauslenkung transversale Rotation für den monosegmental implantierten DPF und für den KF im Gegensatz zu den beiden übrigen bisegmental implantierten DPF.

Erstaunlich sind die deutlich höheren Steifigkeiten bei der Torsion, die unter dynamischen Belastungen gemessen werden und entsprechend nochmals zu genauesten Überprüfungen der gesamten Versuchsanordnung führten. Während bei der früheren Versuchsanordnung eine Drehsteifigkeit von 2,9 Nm/° für den Plattenfixateur errechnet wurde, betrug der Wert nunmehr 22,4 Nm, mehr als das 7fache. Vergleicht man aber die Ergebnisse des KF mit dem AO-Fixateur aus den früheren Untersuchungen, so finden sich lediglich Veränderungen um den Faktor 2–3. Ursächlich hierfür sollten völlig unterschiedliche Wechselwirkungen zwischen Implantat und Knochen sein, die bei diesen differenten Testbedingungen erfolgen. Die Ergebnisse bei der Torsion scheinen aber auch ganz besonders darauf hinzuweisen, welche Bedeutung dem Schraubenmaterial für die optimale Implantation einer Platte bei der dorsalen transpedikulären Osteosynthese zukommt. Nur bei festem Halt der Schrauben kann die Platte bei bisegmentaler Instrumentation im Sinne einer 3-Punkte-Abstützung wirken und diese Rotationssteifigkeit bewirken. Andererseits scheint aber bereits auch der feste Sitz der Platte an den kleinen Wirbelgelenken bei der monosegmentalen Implantation, bei der keine 3-Punkte-Abstützung besteht, wesentlich die Steifigkeit zu beeinflussen. Faßt man die neuesten biomechanischen Untersuchungen zusammen, so ermutigen die Ergebnisse, die Fusionsstrecke bei Frakturen geringerer Keilbildung weiter zu reduzieren und entsprechend monosegmentale Spondylodesen durchzuführen [45]. Die Einschränkung der Indikation für eine monosegmentale Stabilisierung ergibt sich hierbei aus dem erforderlichen Verzicht einer transpedikulären Spongiosaplastik, da nach größerer Aufbohrung des Pedikels ein ausreichender Schraubenhalt nicht mehr gewährleistet wäre.

8.2 Klinische Ergebnisse

Im Verhältnis zu den Extremitätenverletzungen stellt der Anteil der Frakturen und Luxationen der Wirbelsäule einen geringen Anteil der Unfallverletzungen dar [54, 83]. Dieser geringe Anteil der Unfallverletzten bedarf jedoch um so mehr der Beachtung, als daß diese Verletzungen zu einem hohen Prozentsatz mit schweren neurologischen Begleitverletzungen einhergehen [69, 81] und häufig eine lebenslange Invalidität nach sich ziehen. Die Statistiken verweisen hierbei auf die steigende Zahl Querschnittsgelähmter [82, 97].

8.2.1 Spinalkanal

Auch wenn bis heute statistisch nicht bewiesen werden kann, daß der operative Eingriff infolge Dekompression des Rückenmarks zu besseren neurologischen Resultaten führt, so ist dennoch ein wesentliches Ziel der operativen Versorgung instabiler Wirbelfrakturen die möglichst weitestgehende Wiederherstellung der Spinalkanalweite. Einerseits soll hierdurch der Versuch unternommen werden, das Rückenmark bzw. die Cauda zu dekomprimieren, um die Remission ggf. bestehender neurologischer Defizite zu fördern. Andererseits sollen langfristig Spinalkanalstenosen mit möglichen sekundären neurologischen Schäden verhindert werden. Der diagnostische Wert der CT bei spinalen Verletzungen ist seit Jahren bekannt [21, 68]. Entsprechend haben diese Untersuchungen bereits seit 1982 regelmäßig unsere operative Versorgung Wirbelverletzter begleitet. Dies erklärt auch die hohe Anzahl der CT, die somit präoperativ und nach Metallentfernung vorlagen. Dabei soll betont werden, daß 10 weitere CT der 151 Patienten nicht ausgewertet wurden, da keine vergleichbaren Schichthöhen vorlagen. Die retrospektive Vermessung von CT-Scans und die Errechnung der Spinalkanalweite anhand der beigefügten Skalengrößen beinhaltet mit Sicherheit eine nicht unerhebliche Fehlergröße. Dennoch erlaubt sie wesentliche tendenzielle Aussagen. Die Veränderungen des Spinalkanals um 5 mm, die durchschnittlich bei den 120 Patienten beobachtet werden konnten, stellen eine wesentliche Erweiterung des Spinalkanals dar, können jedoch nicht ausschließlich auf das operative Verfahren zurückgeführt werden. So konnten anhand der wenigen Fälle, in denen CT zum Zeitpunkt des Unfalls, nach dem operativen Eingriff und nach Metallentfernung vorlagen, vereinzelt beobachtet werden, daß zwischen dem Zeitpunkt nach Stabilisierung und nach Metallentfernung durchaus weitere Veränderungen stattfinden können und beispielsweise vorbestehende Hinterkantenfragmente nicht mehr nachgewiesen werden können. Hierbei könnten sowohl mechanische Faktoren infolge der Pulsationen des Rückenmarks ursächlich sein wie auch resorptive Vorgänge bei Fragmenten, die von der Blutzufuhr abgeschnitten sind.

Derartige Beobachtungen wurden vereinzelt auch von anderen Autoren berichtet (Wörsdörfer 1991, persönliche Mitteilung), so daß letztlich der operative Einfluß auf die Spinalkanalweite nicht sicher einzuschätzen ist. Die große Zahl der nachuntersuchten Patienten gibt jedoch Anlaß zu der Vermutung, daß dieser Einfluß durch den operativen Eingriff wesentlich ist, während der mögliche Einfluß eines Remodellings nur schwer beurteilbar bleibt.

Blauth [10] berichtete über 7 Patienten mit einer durchschnittlichen Einengung des Spinalkanals von 62% zum Zeitpunkt des Unfalls sowie einer postoperativen Einengung von 10%. Einfluß genommen auf diese Veränderungen hat hier sicherlich der Frakturtyp. Bei Luxationsfrakturen ist es unschwer möglich eine hochgradige Einengung nahezu komplett zu beheben. Die hier dargestellten Fälle betreffen ausschließlich Patienten mit Frakturen des Wirbelkörpers, die sowohl die Vorder- als auch Hinterkante betreffen, bei denen Hinterkantenfragmente in den Spinalkanal eingesprengt sind. Insofern erscheint am ehesten eine Vergleichbarkeit mit Hoser [58] gegeben. In Abhängigkeit vom Frakturtyp und der Versorgung berichtet er über Erweiterungen des Spinalkanals zwischen 3,4 und 4,0 mm. Auch die Resultate von Sim [117] korrelieren in etwa mit den hier dargestellten.

Harms et al. [51, 120] bevorzugen u.a. wegen der sicheren Dekompression des Rückenmarks das ventrodorsale Vorgehen. Allerdings muß betont werden, daß das von ihnen verwendete USIS-Implantat für eine alleinige dorsale Stabilisierung zu flexibel ist.

8.2.2 Aufrichtung des Wirbelkörpers

Weiteres Ziel der operativen Versorgung ist die Wiederherstellung der physiologischen Krümmung der Wirbelsäule. Dabei handelt es sich bei den Verletzungen in der Regel um kyphotische Deformierungen, die infolge einer vorwiegenden Kompression der Vorderkante des Wirbelkörpers entstehen. Von den zahlreichen in der Literatur angegebenen Winkelbildungen und Indizes schienen uns der Wirbelkörperwinkel sowie der Beck-Index zur Beschreibung der Veränderungen des Wirbelkörpers am besten geeignet. Auf die Nachteile des Beck-Index hat der Autor selbst hingewiesen: Bei gleichzeitiger Höhenminderung der Hinterkante wird ein idealer Index vorgetäuscht. Aus diesem Grund erfolgte zusätzlich die solitäre Betrachtung der Vorder- und Hinterkantenveränderungen des verletzten Wirbels.

Vergleichbar mit der Literatur sind der Beck-Index sowie der seitliche Körperwinkel. Dabei läßt sich zunächst einmal feststellen, daß der durchschnittliche Index von 0,68 in dem hier untersuchten Krankengut höher liegt als bei anderen Autoren, die über Beck-Indizes zum Zeitpunkt des Unfalls von 0,5–0,6 berichten [10, 24, 25]. Ursächlich hierfür sollte die weiter gestellte Indikation zum operativen Eingriff sein. Der Ausgangswert von 0,68 deckt sich fast vollständig mit dem, den Hoser [58] aus einem Patientengut von 1985–1986 aus dem Allgemeinen Krankenhaus St. Georg Hamburg mitgeteilt hat. Dies spricht dafür, daß die Indikation während der folgenden Jahre im wesentlichen gleich geblieben ist.

Der durchschnittliche postoperative Beck-Index von 0,91 verweist auf die gute Aufrichtung des Wirbelkörpers. Die Ergebnisse sind am ehesten mit denen Daniauxs vergleichbar [25], dessen sagittale Indizes von durchschnittlich 0,91 allerdings auf einer Nachuntersuchung 2 Jahre nach operativen Eingriff beruhen. Die Werte liegen deutlich über früheren Angaben nach konservativer Behandlung [49, 65]. Der beobachtete geringe Verlust des Beck-Index von durchschnittlich 0,023 entspricht nahezu den Angaben, die auch Hoser [58] als Verlust bei einem Patientengut mitgeteilt hat, welches 9 Monate nach der Materialentfernung untersucht wurde. Die korrespondierenden Werte sprechen dafür, daß der Verlust nicht nach der Materialentfernung auftritt, sondern vielmehr bereits vorher, zumal sich die hier beschriebenen Nachuntersuchungen auf einen kurzen Zeitraum nach Materialentfernung beschränken. Bestätigt wird dieser Eindruck durch die zusätzliche Auswertung von 110 Patienten, bei denen weitere Aufnahmen zum Zeitpunkt unmittelbar vor der Metallentfernung vorlagen und bei denen sich gegenüber dem Zeitraum nach der Metallentfernung keine Veränderungen ergaben. Dies spricht auch für den richtig gewählten Zeitraum der Implantatentfernung nach etwa 1/2 Jahr.

Der posttraumatische Wirbelkörperwinkel, wie ihn Daniaux beschreibt [25], beträgt bei vorliegendem Patientengut durchschnittlich $-14,8°$ und zeigt damit eine geringere Deformation als Daniaux sie für seine Patienten angibt, die er mit Kerblochplatten stabilisierte. Auch seine postoperativen Gewinne von 18° liegen höher als die bei uns vermessenen von durchschnittlich 10,9°. Allerdings muß hier angemerkt werden, daß aufgrund der geringeren Deformierung zum präoperativen Zeitpunkt naturgemäß die Aufrichtung nicht das von Daniaux genannte Ausmaß erzielen konnte. Demgegenüber sind die von Daniaux [25] mitgeteilten Verluste, die allerdings im Zeitraum von 2 Jahren nach dem operativen Eingriff auftraten, mit 2,2° höher als die hier gemessenen mit 1,3°.

Die prozentuale Angabe des Gewinns von Vorder- und Hinterkante erlaubt die gesonderte Betrachtung der beiden Parameter. Die hier dargestellten Werte bestätigen die Veränderungen des Beck-Index sowie des Körperwinkels.

Bemerkenswert erscheint, daß die Verluste der Vorderkantenhöhe, die zwischen dem Zeitpunkt des operativen Eingriffs und dem Zeitpunkt nach der Metallentfernung auftreten, statistisch signifikant sind, während die Verluste betreffend die Hinterkantenhöhe statistisch nicht verwertbar sind.

Die geringen Verluste, die die Vorderkante erleidet (durchschnittlich 3%), ergeben, berechnet auf die durchschnittliche Höhe der Vorderkanten thorakolumbaler Wirbel, einen Verlust von weniger als 1 mm. Dieser Verlust liegt deutlich unter den bei konservativer Behandlung angegebenen Werten.

Die im a.-p.-Strahlengang vermessenen Werte sind letztlich statistisch wenig verwertbar. Meistens handelt es sich nur um geringfügige Veränderungen, Überkorrekturen in die Gegenrichtung, inkomplette Aufrichtungen, die sich jeweils in einem Bereich von 1–2° bewegen. Die wenigen erheblichen Deformierungen, die beobachtet wurden, können hierzu keinen Beitrag leisten.

8.2.3 Zwischenwirbelraum

Im Gegensatz zu den geringen Veränderungen, die der Wirbelkörper nach der operativen Versorgung erfährt, sind die Veränderungen der Bandscheibe erheblich. Dies verweist auf die Bedeutung der segmentalen Betrachtung, wie sie insbesondere auch in die Begutachtung eingehen sollte [127]. Der von Daniaux [25] beschriebene „Grunddeckplattenwinkel", der beide an den verletzten Wirbelkörper angrenzenden Bandscheiben einbezieht, stellt hierbei die vernünftigste Lösung der Beurteilung dar, während der Cobb-Winkel [17] auch den weiteren angrenzenden Wirbel betrachtet, so daß hierbei begleitende Verletzungen eines angrenzenden Wirbelkörpers, der nicht in eine Fusion einbezogen wurde, zu fehlerhaften Schlüssen führen könnte.

Korrespondierend zu den Veränderungen, die bei der knöchernen Aufrichtung betreffend den Wirbelkörperwinkel gesehen werden, kommt es postoperativ zu einer Aufrichtung von durchschnittlich 8,9°. Es kann also davon ausgegangen werden, daß für das gesamte Segment betrachtet, die Aufrichtung ausschließlich über die Aufrichtung des Wirbelkörpers erfolgt. Im Gegensatz jedoch zur Aufrichtung des Wirbelkörpers und dessen geringen späteren Verlusten, sind die Winkelverluste für das Segment betrachtet erheblich, so daß die primären Gewinne von 8,9° sich reduzieren auf einen Gewinn von 3,5°. Bedenkt man den Winkelgewinn durch die Veränderungen des Wirbelkörpers selbst, treten also insgesamt selbst gegenüber dem Unfallzeitpunkt erhebliche Verluste in den Bandscheibenräumen auf. Die hier gemessenen Verluste von 5,4°, die zwischen operativer Versorgung und dem Zeitraum nach Metallentfernung auftreten, liegen geringfügig höher als bei Dick u. Zaech [31], die über eine Kyphosierung infolge Bandscheibenerniedrigung von 4° berichten, sofern nicht eine ventrale Knochenbrücke dies verhindert. Gleiche Resultate berichtet Magerl [91]. In jedem Fall aber sind die Winkelverluste, die hier beobachtet werden, deutlich geringer als bei der Verwendung von Harrington-Stä-

Abb. 119 a–c. LWK, 2-Fraktur Typ ABC, offensichtliche Mitverletzung der kranialen Bandscheibe (**a**), Versorgungsbild (**b**), 4 Wochen nach Metallentfernung fast vollständig aufgehobener Bandscheibenraum (**c**). Die deutlich geringere Verschmälerung der kaudalen Bandscheibe ist hier durch die Mitbeteiligung der Grundplatte des Wirbelkörpers – und damit der Verletzung der Bandscheibe selbst – erklärt

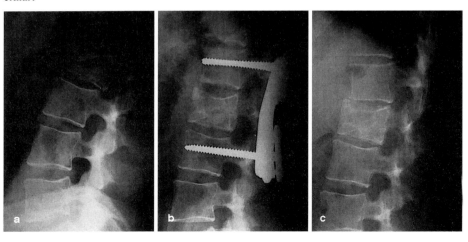

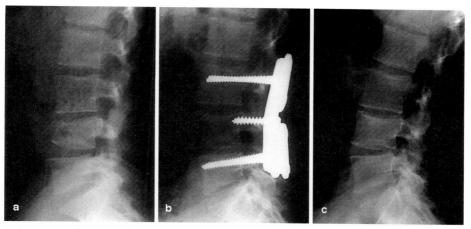

Abb. 120 a–c. LWK, 3-Fraktur bei 19jährigem Patienten (**a**), gutes Repositionsergebnis (**b**), 1/2 Jahr nach Metallentfernung nur angedeutete Verschmälerung des kranialen Bandscheibenraums (**c**)

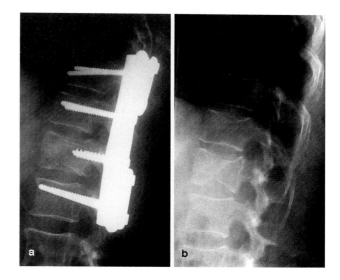

Abb. 121 a, b. Von Th11-L2 versorgte mehrsegmentale Verletzung Th12/L1 bei 72jähriger Patientin (**a**). In der Stehaufnahme 1/2 Jahr nach Metallentfernung keine erkennbaren Sinterungen der Bandscheibe (**b**)

ben angeben [42, 142]. Die Messung des „Grunddeckplattenwinkels" läßt hierbei offen, an welcher Bandscheibe die wesentlichen Veränderungen auftreten. Aus diesem Grunde wurden die Zwischenwirbelräume kranial und kaudal der Verletzung in den unterschiedlichen Bereichen vermessen. Erwartungsgemäß waren die Veränderungen der kranialen Bandscheibe ausgeprägter als im Bereich der kaudalen, da hier davon ausgegangen werden kann, daß bei Verletzung der Wirbelkörperdeckplatte eine Mitverletzung der Bandscheibe vorliegt und die sekundäre Degeneration im wesentlichen unfallbedingt ist (Abb. 119). Unklar bleibt, warum bei einigen Patienten eine wesentliche sekundäre Degeneration der kranialen Bandscheibe trotz verletzter Deckplatte ausbleibt (Abb. 120). Dies betraf auch ältere Patienten z.T. mit mehrsegmentaler Fusion (Abb. 121).

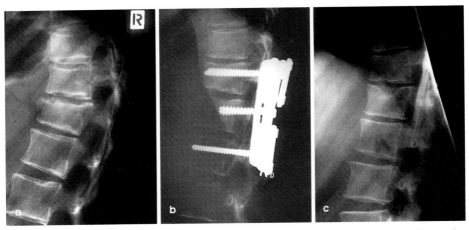

Abb. 122 a–c. AB-Fraktur des 12. Brustwirbels mit imprimierter Deckplatte ohne Beteiligung der Grundplatte (**a**), Versorgungsbild (**b**), 10 Tage nach Metallentfernung in der Stehaufnahme erkennbare Verschmälerung beider angrenzender Bandscheiben (**c**)

Überraschend waren die statistisch relevanten Verluste der Zwischenwirbelhöhe unterhalb des verletzten Wirbelkörpers (Abb. 122), zumal keine signifikanten Unterschiede bestanden zwischen den Patienten, bei denen die Grundplatte mitbetroffen war, und denen ohne Beteiligung der Grundplatte. Hier erhebt sich die Frage, ob diese Veränderungen nicht zurückzuführen sind auf die Stabilisierung als solche, die zu Ernährungsstörungen des Diskus führt, wie dies Holm [57] im Tierexperiment beschrieb. Die Beobachtungszeiträume sind allerdings zu gering, um beurteilen zu können, ob ein dauerhafter Schaden entsteht. Unklar bleibt auch, warum auch bei gleichem Verletzungsmuster die Bandscheiben unterschiedlich reagieren. Ursächlich hierfür kommen nicht erkannte Mitverletzungen der Bandscheibe, aber auch Operationsmanöver sowie Fixierungen in Überdistraktion in Betracht.

8.2.4 Transpedikuläre Spongiosaplastik

Die hohe Anzahl der durchgeführten transpedikulären Spongiosaplastiken im Rahmen der dorsalen Spondylodese verweist auf die Bedeutung, die dieser zusätzlichen operativen Maßnahme beigemessen wird. Ähnlich wie bei Hoser [58] wurden durchschnittlich günstigere Ergebnisse betreffend den Beck-Index sowie den Wirbelkörperwinkel im Vergleich zu der Patientengruppe ohne zusätzliche Spongiosaplastik beobachtet. Dennoch muß betont werden, daß diese Unterschiede statistisch nicht signifikant sind. Entsprechend scheint es vertretbar, bei polytraumatisierten Patienten auf diese zusätzliche Maßnahme aus Zeitgründen zu verzichten.

8.2.5 Anzahl der verletzten Säulen

Mittels der Finite-Element-Methode wurde mathematisch ein großer Einfluß unterschiedlicher Frakturtypen auf die Spannungen im Knochen und im Implantat bei der dorsalen Spondylodese errechnet [73]. Diese Ergebnisse lassen erwarten, daß bei Frakturen mit Beteiligung aller knöchernen Säulen größere Repositionsverluste auftreten. Die klinischen Ergebnisse scheinen diesen Einfluß als weniger relevant erkennen zu lassen.

8.2.6 Komplikationen

Die aufgeführte lokale Komplikationsrate von über 10% verweist auf den Schwierigkeitsgrad des operativen Vorgehens und liegt damit deutlich höher als bei der Versorgung von Extremitätenfrakturen [41], entspricht aber auch Angaben anderer Autoren [39]. Allerdings war diese Komplikationsrate in dem hier berichteten Krankengut in den letzten Jahren ständig rückläufig. Einen Beitrag hierzu leisteten u. a. intraoperative Myelographien, die zumindest grobe Fehlstellungen der Hinterkante erkennen ließen, weiterhin wurden bei Verletzten mit Hautweichteilschäden primär PMMA-Ketten eingelegt. Nicht zuletzt die zunehmende Erfahrung führte zur weiteren Reduktion der Komplikationsrate. Dennoch muß betont werden, daß die Indikation zum operativen Vorgehen streng gestellt werden muß. Hierbei sollte neben der Deformierung des Wirbelkörpers, dem Instabilitätsgrad der Fraktur sowie der neurologischen Situation insbesondere auch die Einengung des Spinalkanals Berücksichtigung finden [78].

Die angegebene Rate fehlplazierter Schrauben von 8,3% entspricht Zufallsbefunden anläßlich dieser Untersuchung und deutet die Fehlermöglichkeiten und möglichen Komplikationen an. Wörsdörfer hat diesbezüglich deutliche höhere Zahlen fehlplazierter Schrauben angegeben [141].

8.3 Die Bedeutung der dorsalen transpedikulären Spondylodese für die Behandlung instabiler thorakolumbaler Frakturen

Die dargestellten klinischen Ergebnisse belegen eindeutig den positiven Einfluß des operativen Vorgehens für den Wirbelkörper, der nahezu anatomisch wieder aufgerichtet werden kann. Die beschriebenen Verluste, die das Segment aufgrund der Sinterung der angrenzenden Bandscheiben erleidet, zeigen die Grenzen der dorsalen Spondylodese auf. Möglicherweise kann hier die zusätzliche, kombinierte intra- und interkorporelle Spongiosaplastik zu einer wesentlichen Verbesserung der Resultate beitragen. Allerdings ist die transpedikuläre partielle Entfernung der Bandscheibe, wie Daniaux [26] sie durchführt, nicht unproblematisch und zeitaufwendig. Ein unzureichendes Anfrischen von Grund- und Deckplatte führt zur Resorption der eingebrachten Spongiosa. Alternativ käme hier ebenso die Kombination der transpedikulären intrakorporellen Spongiosaplastik mit einer dorsalen Spongiosaplastik im Bereich der Wirbelbögen in Betracht. In den letzten beiden Jahren wurde vereinzelt derart vorgegangen. Die wenigen Fälle ergeben noch keine sicheren klinischen Rückschlüsse, aber einen Anhalt dafür, daß es tatsächlich zu einer festen Fusion kommt, die einen Winkelverlust infolge Bandscheibensinterung verhindert. Hier wäre es auch bedeutsam, das gesamte beschriebene Krankengut nachzuuntersuchen, insbesondere im Hinblick auf mögliche verbleibende, instabilitätsbedingte Schmerzsyndrome, die bei ausbleibender ventraler Spangenbildung und ausgeprägter Sinterung der Bandscheiben wesentlich für die spätere Invalidität sein sollten. Harms [51], als einer der wesentlichen Befürworter des kombiniert ventro-dorsalen Vorgehens, sieht u. a. hier die Vorteile gegenüber der dorsalen Spondylodese, die in der beschriebenen Vorgehensweise ohne interkorporelle Knochentransplantation auch immer nur eine temporäre Spondylodese darstellt. Allerdings muß angemerkt werden, daß die dorsale Spondylodese das für den Patienten geringer belastende Verfahren darstellt. Für den polytraumatisierten Patienten scheint dieser schonende Eingriff als einziger angezeigt. Weiterhin sei hier auch auf eine mögliche sekundäre Gefäßkomplikation, die Arrosion der Aorta durch das Implantat, nach ventraler Versorgung hingewiesen (Jungbluth 1986, persönliche Mitteilung). Diese schwerwiegende, aber auch seltene Komplikation wurde auch im eigenen Krankengut eines auswärtig versorgten Patienten einmalig beobachtet.

Die Diskussion des ventralen oder dorsalen Zugangs betrifft auch die Dekompression des Spinalkanals. Zweifellos können knöcherne Fragmente von ventral unter Sicht vollständig entfernt werden. Dennoch ergibt sich aus dieser Untersuchung, daß sich auch mit der geschlossenen dorsalen Spondylodese eine wesentliche Erweiterung des Spinalkanals erzielen läßt. In Problemfällen sollte ggf. die Laminektomie durchgeführt werden, größere Fragmente können eingestößelt oder entfernt werden. Die Laminektomie sollte jedoch primär mit einer dorsalen Spongiosaplastik kombiniert werden, um sekundäre Instabilitäten zu vermeiden.

9 Zusammenfassung

In einer vergleichenden In-vitro-Untersuchung zur Haltefestigkeit transpedikulärer Schrauben werden maximale Drehmomente und axiale Kräfte von 4,5-mm-Kortikalis- und 6,5-mm-Spongiosaschrauben untersucht. Dabei werden die gemessenen Werte in Relation zur vorher bestimmten Knochendichte gesetzt. In einer weiteren gleichen Anordnung wird unter Verwendung einer 5,5-mm-Pedikelschraube überprüft, inwieweit die Haltefestigkeit transpedikulärer Schrauben durch das Miterfassen der Vorderkante beeinflußt wird. Die Ergebnisse lassen folgende Schlußfolgerungen zu:

- Sowohl Durchdrehmomente als auch axiale Kräfte von Spongiosaschrauben sind signifikant höher als die der Kortikalisschrauben.
- Die Haltefestigkeit transpedikulärer Schrauben ist exponentiell abhängig von der Knochendichte.
- Die Untersuchung ergibt einen Anhalt dafür, daß der Schraubenquerschnitt wesentlich auf die Haltefestigkeit Einfluß nimmt.
- Auf das Miterfassen der Wirbelkörpervorderkante kann aufgrund der geringen Unterschiede in der Haltefestigkeit transpedikulärer Schrauben verzichtet werden.

Vergleichende experimentelle Untersuchungen zum Steifigkeitsverhalten der thorakolumbalen Wirbelsäule unter statischen Lastbedingungen und Berücksichtigung der dreidimensionalen Bewegungsauslenkung der Wirbelsäule lassen folgende Schlüsse zu:

- Bei hochgradig instabilen Frakturen mit Beteiligung von Vorder- und Hinterkante stellt die kurzstreckige Plattenspndylodese unter Einbeziehung jeweils des benachbarten Wirbels (1 + 1) keine ausreichende Stabilisierung dar.
- Bei der langstreckigen Spondylodese mit Plattensystemen unter Einbeziehung von je 2 dem verletzten Wirbel benachbarten Wirbelkörpern (2 + 2) erweist sich die Schlitzlochplatte im Vergleich zur Kerbenplatte als gleichwertiges Implantat, obwohl bei der Schlitzlochplatte auf die zusätzliche Verschraubung der kleinen Wirbelgelenke verzichtet wird.
- Die Gegenüberstellung eines DPF unter Verwendung von Kortikalisschrauben im Vergleich zum AO-Fixateur zeigt unter unterschiedlichen Belastungen bezüglich der einzelnen Bewegungsauslenkungen ein unterschiedliches Verhalten. Auffallend sind die deutlich höhere Rotationssteifigkeit des Plattenfixateurs und die höhere Verschiebesteifigkeit des Fixateur interne bei Flexion und Extension.
- Beide langstreckigen Plattensysteme vermitteln einer frakturierten thorakolumbalen Wirbelsäule eine höhere Steifigkeit als die beiden Fixateursysteme.

In einer weiteren vergleichenden biomechanischen Untersuchung zum Steifigkeitsverhalten einer frakturierten LWS nach dorsalen transpedikulären Spondylodesen erfolgt die dreidimensionale On-line-Messung unter dynamischer Belastung. Dabei wird der klinisch angewandte DPF unter Verwendung von Pedikelschrauben und zusätzlicher Verschraubung des verletzten Segments mit einem experimentellen DPF unter Verwendung von Flachkopfschrauben sowie dem KF verglichen. Während diese drei Implantate jeweils bisegmental implantiert werden, erfolgt bei einem weiteren DPF die monosegmentale Instrumentierung. Die Untersuchungen lassen folgende Schlüsse ziehen:

– Zwischen dem klinisch angewandten Druckplattenfixateur und dem experimentellen DPF bestehen keine wesentlichen Unterschiede, so daß letzterer für die klinische Verwendung empfohlen werden kann, da er durch entsprechende Veränderungen der Druckplatten eine Aufrichtung des Wirbelkörpers über das System ermöglicht.

– Beide bisegmental implantierten Plattenfixateure vermitteln eine höhere Steifigkeit im Frakturbereich als der KF.

– Der Stabilisierungseffekt durch einen monosegmentalen DPF ist höher als der des bisegmental implantierten KF, wobei die Statistik sich im Bereich der Signifikanzgrenze bewegt (p=0,0592).

– Das Steifigkeitsverhalten der frakturierten Wirbelsäule nach dorsaler Spondylodese mit DPF ist im Vergleich der monosegmentalen zu den bisegmentalen Implantationen nicht signifikant unterschiedlich.

– Aufgrund der Feststellungen unter 4. kann die monosegmentale Stabilisierung bei Frakturen mit intakten Wirbelbögen empfohlen werden, allerdings muß hierbei auf die transpedikuläre Spongiosaplastik verzichtet werden, um eine ausreichende Haltefestigkeit der Schrauben zu gewährleisten.

Die radiologische Auswertung von 151 thorakolumbalen Wirbelfrakturen, die die Röntgenaufnahmen zum Zeitpunkt des Unfalls, nach operativer Versorgung sowie nach Metallentfernung beurteilt sowie die Auswertung von 120 CT zum Unfallzeitpunkt und nach Materialentfernung lassen folgende Schlüsse zu:

– In dem Zeitraum zwischen dem Unfallereignis und nach Metallentfernung kommt es zu einer wesentlichen Erweiterung des Spinalkanals von durchschnittlich 5 mm.

– Die gute Aufrichtung des Wirbelkörpers, gemessen an Vorder- und Hinterkante sowie am Wirbelsäulenkörperwinkel und mit dem sagittalen Index (Beck) ist statistisch signifikant.

– Die sekundären Aufrichtungsverluste, die der Wirbelkörper postoperativ erleidet, sind zwar statistisch signifikant, jedoch äußerst gering.

– Die sekundäre kyphotische Deformierung des verletzten Wirbelsegments ist zurückzuführen auf die Sinterungen der dem verletzten Wirbelkörper angrenzenden Bandscheiben und beträgt mehr als 5°.

– Es besteht ein Anhalt für die Annahme, daß die unverletzte Bandscheibe unterhalb des verletzten Wirbels bei nicht nachgewiesener Verletzung der Wirbelkörpergrundplatte infolge der Spondylodese Schaden nimmt.

– Aufgrund dieser Beobachtungen halten wir den Zeitpunkt einer Materialentfernung nach 6 Monaten weiterhin für adäquat.

– Statistisch kann der positive Einfluß einer transpedikulären Spongiosaplastik auf das Ausheilungsergebnis des Wirbelkörpers nicht belegt werden. Dies rechtfertigt u. E. den Verzicht dieser zusätzlichen Maßnahme bei polytraumatisierten Patienten.

Literatur

1. Aebi M, Mohler J, Zäch GA, Morscher E (1983) Die operative Behandlung von Halswirbelsäulenverletzungen. Helv Chir Acta 50: 199
2. Aebi M, Mohler J, Zaech GA, Morscher E (1986) Indication, surgical technique, and results of 100 surgically-treated fractures and fracture dislocations of the cervical spine. Clin Orthop 203: 244
3. Amis J, Herring JA (1984) Iatrogenic Kyphosis: A complication of Harrington Instrumentation in Marfan's syndrome. J Bone Joint Surg [Am] 66: 460
4. Anden U, Nordwall A (1980) The role of the anterior longitudinal ligament in Harrington rod fixation of unstable thoracolumbar spinal fractures. Spine 5: 23
5. Andersson GB, Örtengren R, Nachemson A (1977) Intradiskal pressure, intra-abdomial pressure and myoelectric back muscle activity related to posture and loading. Clin Orthop 129: 156
6. Arx v Ch (1973) Schubübertragung durch Reibung bei Plattenosteosynthesen. Dissertation, Universität Basel
7. Beck E (1971) Röntgenologische Meßmethoden bei Wirbelbrüchen. Hefte Unfallheilkd 108: 36
8. Bell GD, Bailey SI (1977) Anterior cervical fusion for trauma. Clin Orthop 128: 155
9. Bennett MH, McCallum JE (1977) Experimental decompresson of spinal cord. Surg Neurol 8/1: 63
10. Blauth M, Tscherne H, Gotzen L, Haas N (1987) Ergebnisse verschiedener Operationsverfahren zur Behandlung frischer Brust- und Lendenwirbelsäulenverletzungen. Unfallchirurg 90: 260
11. Bötel U (1980) Die Behandlung der Verrenkungsbrüche der Brust- und Lendenwirbelsäule mit der Weisz-Feder und ihre Modifikationen. In: Burri C, A Rüter (Hrsg) Springer, Berlin Heidelberg New York
12. Bötel U (1992) Indikation und Technik des operativen Vorgehens bei der traumatischen Querschnittslähmung. Unfallheilkunde 85: 51
13. Borm N (1991) Beiträge zur Untersuchung der mechanischen Eigenschaften von Osteosynthesesystemen der menschlichen Wirbelsäule. Diplomarbeit Fachrichtung Bio-Medizinische Technik, Fachhochschule Hamburg
14. Breitfuß H, Bötel U, Russe O, Diamadis C (1991) Dorsale Instrumentierung der Brust- und Lendenwirbelsäule durch Kerbenplatten in Kombination mit USIS. Eine kurzstreckige, winkelstabile Alternative. Unfallchirurg 94: 545
15. Brennwald J, Matter P, v Arx Ch, Cordey J, Perren SM (1975) Peroperative Messung des Drehmoments an Knochenschrauben. Z Unfallmed Berufskr 3: 123
16. Chabannes J, Floucaud D, Colnet G, Paquet F (1982) Notre experience des greffes vertebrales dans la chirurgie des fractures graves recentes du rachis dorsolombaire. Neurochir 28: 235
17. Cobb Jr (1952) Technique after treatment and results of spine fusion for scoliosis. Am Acad Orthop Surg Instr Course Sect 9: 65
18. Convery FR, Minterr MA, Smith RW, Emerson SM (1978) Fracture-dislocation of the dorsolumbar spine. Acute operative stabilization by Harrington instrumentation. Spine 3: 160
19. Cordey J, Schläpfer F, Cordey P, Divis M, Perren SM (1980) Stripping of bone screws at insertion. Acta Orthop Belg 46: 816
20. Cordey J, Perren SM (1982) Etude des propietes des os longs a l'aide du tomographe axial. Application a osteoporose. Helv Chir Acta 49: 71
21. Crone-Münzebrock W, Jend H-H, Heller M (1984) Radiologische Diagnostik posttraumatischer Folgezustände nach Wirbelsäulenfrakturen. Unfallheilkunde 87: 488

22. Dahmen G (1987) Knochentransplantationen bei Osteotomien. In: Wolter D, Jungbluth KH (Hrsg) Wissenschaftliche und klinische Aspekte der Knochentransplantation. Hefte Unfallheilk 185: 208

23. Daniaux H (1982) Technik und erste Ergebnisse der transpedikulären Spongiosaplastik bei Kompressionsbrüchen im Lendenwirbelbereich. Acta Chir Austr (Suppl) 43: 79

24. Daniaux H (1983) Technik und Ergebnisse der transpedikulären Spongiosaplastik bei Brüchen im thorakolumbalen Übergangs- und Lendenwirbelsäulenbereich. Hefte Unfallheilkd 165: 182

25. Daniaux H (1986) Transpedikuläre Reposition und Spongiosaplastik bei Wirbelbrüchen der unteren Brust- und Lendenwirbelsäule. Unfallchirurg 89: 197

26. Daniaux H (1991) Monosegmentale Instrumentierung, inter- und intracorporelle Spongiosaplastik. 6. Internationales Seminar Wirbelsäulenchirurgie, 7.–9. November, Hamburg

27. Denis F (1982) Updated classification of thoracolumbar fractures. Orthop Trans 6: 8

28. Denis F (1983) The three column spine and its significance in the classification of acute thoracolumbar spinal injuries. Spine 8: 817

29. Dick W (1983) Die operative Behandlung der thorakalen und lumbalen Wirbelfrakturen unter besonderer Berücksichtigung des Fixateur interne. Habilitationsschrift, Medizinische Fakultät, Universität Basel

30. Dick W (1984) Innere Fixation von Brust- und Lendenwirbelfrakturen. Aktuelle Probleme in Chirurgie und Orthopädie, Bd 28. Huber, Bern Stuttgart Toronto

31. Dick W, Zäch G (1987) Operative Soforttherapie mit dem Fixateur interne bei Brust- und Lendenwirbelsäulenfrakturen mit Querschnittlähmung. Ergebnis bei 90 Patienten. Hefte Unfallheilkd 189: 655

32. Dickson JH, Harrington PR, Erwin WD (1978) Results of reduction and stabilization of the severly fractured thoracic and lumbar spine. J Bone Joint Surg [Am] 62: 799

33. Diehl M, Cordey J (1983) Knochendensitrometrie: Mittels axialem Tomograph „Isotom" am gesunden und kranken Strahlbein beim Pferd „in vitro". Berl Münch Tierärztl Wochenschr 96: 305

34. Doppmann JL, Girton M (1976) Angiographic study of the effect of laminectomie in the presence of acute anterior epidural masses. J Neurosurg 45: 195

35. Dunn HK, Daniels AU, Golde EM, Gardiner RJ (1980) A comparison of spinal bending stability with posterior and anterior fixation devices. Orthop Trans 4: 23

36. Durward OJ, Schweigel JF, Harrison P (1981) Management of fractures of the thoracolumbar and lumbar spine. Neurosurgery 8: 555

37. Engwicht B (1989) Beitrag zur Entwicklung einer Meßapparatur für Belastungsuntersuchungen an nativen Wirbelsäulen. Diplomarbeit Fachrichtung Bio-Medizinische Technik, Fachhochschule Hamburg

38. Erwin WD, Dickson JH, Harrington PR (1980) Clinical review of patients with Broken Harrington Rods. J Bone Joint Surg [Am] 62: 1302

39. Eysel P, Meinig G, Sanner F (1991) Vergleichende Untersuchung unterschiedlicher dorsaler Stabilisierungsverfahren bei frischen Frakturen der Rumpfwirbelsäule. Unfallchirurgie 17: 264

40. Flesch JR, Leider LL, Erickson DL, Chou SN, Bradford DS (1973) Harrington instrumentation and spine fusion for unstable fractures and fracture-dislocation of the thoracic and lumbar spine. J Bone Joint Surg [Am] 59: 143

41. Gerngroß H, Burri C (1983) Lokale Frühkomplikationen nach operativen Eingriffen am Bewegungsapparat. Unfallheilkunde 86: 1

42. Gertzbein SD, McMichel D, Tile M (1982) Harrington instrumentation as a method of fixation in fractures of the spine: a critical analysis of deficiencies. J Bone Joint Surg [Br] 46: 526

43. Gertzbein SD, Court-Brown CM (1986) The rationale for management of flexion/distraction injuries of the thoracolumbar spine, based on a new classification. J Spin Disord 2: 176

44. Glaser W (1978) Varianzanalyse. Fischer, Stuttgart New York

45. Gotzen L, Puplat D, Junge A (1992) Indikation, Technik und Ergebnisse monosegmentaler dorsaler Spondylodesen bei Keilkompressionsfrakturen (Grad II) der thorakolumbalen Wirbelsäule. Unfallchirurg 95: 445

46. Grüber J, Inglis R (1992) Die Verwendung von computerlesbaren Belegen zur Messung von Gelenkbewegungen nach der Neutral-Null-Methode in der Begutachtung und bei wissenschaftlichen Untersuchungen. Unfallchirurgie 18: 50

47. Guttmann L (1949) Surgical aspects of the treatment of traumatic paraplegia. J Bone Joint Surg [Br] 31: 399

48. Guttmann L (1969) Spinal deformities in traumatic paraplegics and tetraplegics following surgical procedures. Paraplegia 7: 38
49. Hackenbroch W, Hipp E, Karpf MP, v Gumppenberg ST (1979) Die Behandlung der Wirbelfrakturen nach Böhler und die Fixation im Fiberglasverband (LC). Hefte Unfallheilkd 82: 101
50. Hadra BE (1891) Wiring of the vertebrae as a means of immobilization in fracture and Pott's disease. Medical Times and Register 22: 423 [Reprint (1975) Clin Orthop 122: 4]
51. Harms J, Stoltze U (1989) Die operative Behandlung von BWS- und LWS-Frakturen mit dem USI-System. In: Stuhler T (Hrsg) Fixateur externe – Fixateur interne. Springer, Berlin Heidelberg New York Tokyo
52. Harrington PR (1967) Instrumentation in spinal instability other than to scoliosis. South Afr J Surg 5: 7
53. Herrmann HD (1979) Transarticular (transpedicular) metal plate fixation for stabilization of the lumbar and thoracic spine. Acta Neurochir 48: 101
54. Hipp E (1971) Morphologie der Wirbelfraktur. Hefte Unfallheilkd 108: 3
55. Hirsch C, Galante J (1967) Laboratory conditions for tensile tests in annulus fibrosus from human intervertebral discs. Acta Orthop Scand 38: 148
56. Hoeltzel DA, Athanasiou KA, Farcy JP, Weidenbaum M, Michelsen CB (1987) A standardized comparison of mechanical stability and stiffness for the Cotrel-Dubousset, Harrington Distraction, Moe and Luque spinal fixation systems. 33rd Ann Meeting Orthopaedic Research Society, January 19–22, San Francisco
57. Holm S, Nachemson A (1982) Nutritional changes in the Canine intervertebral disc after spinal fusion. Clin Orthop 169: 243
58. Hoser H (1991) Röntgen-morphologische Aspekte der osteosynthetischen Versorgung traumatischer Wirbelsäulenverletzungen des thorakolumbalen Wirbelsäulenabschnitts in Abhängigkeit vom eingebrachten Osteosynthesematerial, der Länge der segmentalen Fixierung und Modifizierung der Operationsmethode. Promotionsschrift, Medizinische Fakultät, Universität Hamburg
59. Inglis R, Pannike M, Windolf J, Pannike A (1990) EDV in der Medizin, Fehlerreduzierung durch automatische Datenerfassung am Patienten. Hefte Unfallheilkd 212: 556
60. Jacobs RR, Asher MA, Snider RK (1980) Thoracolumbar spinal injuries: A comparative study of recumbent and operative treatment in 100 Patients. Spine 5: 463
61. Jacobs RR, Schlaepfer F, Mathys R, Perren SM (1980) An experimental spinal instrumentation system for traumatic instability of the dorsolumbar spine. J Biomech 13: 801
62. Jacobs RR, Nordwall A, Nachemson AL (1982) Reduction, stability and strength provided by internal fixation systems for thoracolumbar spinal injuries. Clin Orthop 171: 300
63. Jacobs RR, Montesano PX (1988) Development of the locking hook spinal rod system. Orthopedics 11: 1415
64. Kaltenecker G, Kwasny O, Maier R, Schurawitzki H, Hertz H (1992) Ergebnisse nach konservativ versorgten Wirbelfrakturen am thorakolumbalen Übergang unter besonderer Berücksichtigung knöcherner Stenosen des Spinalkanals. Unfallchirurg 95: 118
65. Katthagen BD, Rehn J (1980) Formveränderungen von Wirbelfrakturen im Röntgenbild unter frühfunktioneller Therapie. Hefte Unfallheilkd 49: 139
66. Kempf J, Renault D, LeMaguet A, Clavier J, Jaeger JH, Muster D (1980) Biomechanical study of dorsolumbar spine osteosynthesis with eversed Harrington rods and hooks and Roy-Camille plates. Acta Orthop Belg 46: 829
67. Kluger P, Gerner HJ (1986) Das mechanische Prinzip des Fixateur interne zur dorsalen Stabilisierung der Brust- und Lendenwirbelsäule. Unfallchirurgie 12: 68
68. Knöringer P (1985) Diagnostischer Wert der Computertomographie bei spinalen Verletzungen. Unfallchirurg 88: 63
69. Kortmann HR, Wolter D, Meinecke FW, Eggers C (1986) Die Rückbildungstendenz neurologischer Schäden bei der operativen Sofortversorgung von Halswirbelsäulenverletzten. Chirurg 57: 695
70. Kortmann HR, Friedrich A (1986) Die Bedeutung der Dimension thorakolumbaler Pedikel für die dorsale Sppndylodese. In: Rodewald G (Hrsg) 138. Tagung der Vereinigung Nordwestdeutscher Chirurgen vom 4.–6. Dezember 1986 in Hamburg: Kurzfassungen der Referate und Vorträge der wissenschaftlichen Sitzungen sowie des Forums „Experimentelle Chirurgie" und „Videofilme". Hansisches Verlagskontor Scheffler, Lübeck, S 76

71. Kortmann HR, Wolter D, Reckert L, Jürgens CH (1987) Die Rotationsinstabilität der LWS nach verschiedenen transpedikulären Osteosynthesen. In: Peiper HJ (Hrsg) Chirurgisches Forum 1987 für experimentelle und klinische Forschung. Springer, Berlin Heidelberg New York Tokyo, S 405–409

72. Kortmann HR, Cordey J, Wolter D, Seide K (1988) Durchdrehmoment und axiale Kraft von Corticalis- und Spongiosaschrauben bei der transpedikulären Osteosynthese. In: Schriefers KH (Hrsg) Chirurgisches Forum 1988 für experimentelle und klinische Forschung. Springer, Berlin Heidelberg New York Tokyo, S 159–163

73. Kortmann HR, Czyzkowski TM, Schneider E, Gasser B (1988) The influence of residual support capability of fractured vertebrae on stresses within bone and implant material. In: de Groot, Hollander, Juijing, van Ingen, Schenau (eds) Biomechanics XI-A: International series on biomechanics, vol 7-A, Free University Press, Amsterdam, pp 204–209

74. Kortmann HR, Tepic S, Wolter D, Frigg R (1988) Three dimensional measurements of rotational stability of the lumbar spine following different transpedicular instrumentations. In: de Groot, Hollander, Huijing, van Ingen, Schenau (eds) Biomechanics XI-A: 210–214. International series on biomechanics, vol. 7-A, Free University Press, Amsterdam, pp 210–214

75. Kortmann HR, Cordey J, Wolter D, Seide K (1988) Stripping strength of cortical and cancellous bone screws inserted in human vertebrae. Proceedings of the 6th Meeting of the European Society of Biomechanics. Butterworths, London, p 12

76. Kortmann HR, Lindmüller U, Wolter D, Engwicht B (1989) Computergesteuerte pneumatische Belastung und dreidimensionale On-line-Messung der Bewegungsauslenkung humaner Wirbelsegmente. Langenbecks Arch Chir (Suppl II) 1047

77. Kortmann HR, Wolter D, Jürgens CH (1993) Erhöhung der Rotationssteifigkeit thorakolumbaler Frakturen bei der transpedikulären Spondylodese durch Einbeziehung des verletzten Segmentes in die Fusion. Hefte Unfallchir 230: 1195

78. Kortmann HR, Wolter D, Schultz JH (1992) Indikation und Technik der kombiniert dorsoventralen Stabilisierung an der Wirbelsäule. Langenbecks Arch Chir (Suppl) 297

79. Kortmann HR, Jürgens Ch (im Druck) Der Einfluß unterschiedlicher Schrauben auf das Steifigkeitsverhalten der LWS nach dorsaler transpedikulärer Plattenosteosynthese. Hefte Unfallheilkd

80. Krag MH, Bennyon BD, Pope MH, Frymoyer JW, Haugh LD, Weaver DL (1986) An internal fixator for posterior application to the short segments of the thoracic, lumbar or lumbosacral spine. Clin Orthop 203: 75

81. Krause R (1986) Ergebnisse der dorsalen Spondylodese der thorakolumbalen Wirbelsäule mit den St. Georg Schlitzlochplatten. Universität Hamburg, Dissertation

82. Kratzsch J, Fritzsche G (1986) Hinweise zur beruflichen und sozialen Rehabilitation bei jugendlichen Patienten mit traumatischen Wirbelsäulenschäden. Beitr Orthop Traumatol 33: 236

83. Lob A (1954) Die Wirbelsäulenverletzungen und ihre Ausheilung. Thieme, Stuttgart

84. Louis R (1985) Die Chirurgie der Wirbelsäule. Springer, Berlin Heidelberg New York Tokio

85. Luque E (1982) Segmental spinal instrumentation for correction of scoliosis. Clin Orthop 163: 192

86. Luque E (1982) Paralytic scoliosis in growing children. Clin Orthop 163: 194

87. Luque E, Cassis N, Ramirez-Wiella (1982) Segmental spinal instrumentation in the treatment of fractures of the thoracolumbar spine. Spine 7: 312

88. Magerl F (1980) Verletzungen der Brust- und Lendenwirbelsäule. Langenbecks Arch Chir 352: 427

89. Magerl F (1981) Clinical application on the thoracolumbar junction and the lumbar spine with a fixateur externe. In: Mears DC (ed) External skeletal fixation. Williams & Wilkins, Baltimore

90. Magerl F (1982) External skeletal fixation of the lower thoracic and the lumbar spine. In: Uhthoff HK (ed) Current concepts of external fixation of fractures. Springer, Berlin Heidelberg New York, p 353

91. Magerl F (1984) Stabilization of the lower thoracic and lumbar spine with external skeletal fixation. Clin Orthop 189: 125

92. Magerl F (1985) Der Wirbel-Fixateur interne. In: Weber BG, Magerl F (Hrsg) Fixateur externe. Springer, Berlin Heidelber New York Tokio, S 310

93. Mann KA, Found EM, Yuan HA, Fredrickson BE, Lubicky J (1987) Biomechanical evaluation of the effectiveness of anterior spinal fixation systems. Transactions of the 33rd Annual Meeting. Orthop Res Soc 12: 370

94. Matter T, Rahn BA, Cordey J, Mikuschka-Galcoczy E, Perren SM (1977) Die Beziehung zwischen Röntgendichte und maximal erreichbarer Axialkraft von AO-Schrauben im Knochen. Unfallheilkunde 80: 165

95. McAfee PC, Yuan HA, Frederickson BE, Lubicky JP (1983) The value of computed tomography in thoracolumbar fractures. J Bone Joint Surg [Am] 65: 461

96. McAfee PC, Bohlmann HH (1985) Complications following Harrington Instrumentation for Fractures of the Thoracolumbar Spine. J Bone Joint Surg [Am] 67: 672

97. Meinecke FW (1976) Behandlung und Rehabilitation Querschnittsverletzter. In: Junghanns H (Hrsg) Die Wirbelsäule in Forschung und Praxis, Bd 67. Hippokrates, Stuttgart

98. Nachemson A, Morris JM (1964) In vivo measurements of intradiscal pressure. J Bone Joint Surg [Am] 46: 1077

99. Nachemson A, Elfströhm G (1971) Intravital wireless telemetry of axial forces in Harrington distraction rods in patients with idiopathic scolioisis. J Bone Joint Surg [Am] 53: 445

100. Nachemsom A (1981) Disc pressure measurements. Spine 6: 93

101. Panjabi MM, Krag MH, White AA, Southwick WO (1977) Effects of preload on load displacement curves of the lumbar spine. Orthop Clin North Am 8: 181

102. Panjabi MM, Abumi K, Duranceau J, Crisco JJ (1988) Biomechanical evaluation of spinal fixation devices: II. Stability provided by eight internal fixation devices. Spine 13: 1135

103. Panjabi MM (1988) Biomechanical evaluation of spinal fixation devices: I. A conceptual framework. Spine 13: 1129

104. Panjabi MM, Abumi K, Duranceau J, Crisco JJ (1988) Biomechanical evaluation of spinal fixation devices II. Stability provided by eight internal fixation devices. Spine 13: 1135

105. Panjabi MM, Yamamoto I, Oxland T, Crisco J, Freedman D (1989) Biomechanical comparison of the stability provided by four pedicle screw systems and facet screw fixation. Scoliosis Research Society, Amsterdam

106. Panjabi MM (1991) Dreidimensionale Testung der Stabilität von Wirbelsäulenimplantaten. Orthopäde 20: 106

107. Puno RM, Bechtold JE, Byrd JA, Winter RB, Ogilvie JW, Bradford DS (1987) Biomechanical analysis of five techniques of fixation for the lumbosacral junction. Transactions of the 33rd Annual Meeting. Orthop Res Soc 12: 366

108. Purcell GA, Markolf KL, Dawson EG (1991) Twelfth thoracic – first lumbar vertebral mechanical Stability of Fractures after Harrington-Rod Instrumentation. J Bone Joint Surg [Am] 63: 7

109. Quinnell RC, Stockdale HR, Willis DS (1983) Observations of pressures within normal discs in the lumbar spine. Spine 8: 166

110. Roy-Camille R, Demeulenere C (1970) Osteosynthese du rachis dorsal, lombaire et lombosacre par plaques metalliques visses dans les pedicules vertebraux et les adophyses articulaires. Presse Med 78: 1447

111. Roy-Camille R, Zerah JC (1970) Osteosynthese des fractures du rachis dorsal et lombaire. Dans: Roy-Camille: Actualites de Chirurgie Orthopedique de l'hopital R. Poincare VIII: 196

112. Roy-Camille R, Saillant G, Berteaux D, Salgado V (1976) Osteosynthesis of thoracolumbar spine fractures with metal plates screwed through the vertebral pedicles. Reconstr Surg Traumatol 15: 2

113. Roy-Camille R, Saillant GS, S. Marie-Anne Mamoudy (1980) Behandlung von Wirbelfrakturen am thorakolumbalen Übergang. Orthopädie 9: 63

114. Saillant G (1976) Etude anatomique des pedicules vertebraux: Application chirurgicale. Rev Chir Orthop 62: 151

115. Schläpfer F, Wörsdörfer O (1980) Methode zur Bestimmung von Kräften und Momenten im Fixateur externe, verwendet bei Instabilitäten der lumbalen Wirbelsäule. Z Orthop 188: 679

116. Siemens (1987) Bedienungsanleitung Somatom DR2/3, DRG,/H, CR, Evalukop DR-Osteo CT. Fa Siemens Nr.: C1-013.203.20.01.01

117. Sim E (1991) Reposition von dislozierten Wirbelkörperhinterwandfragmenten bei Frakturen am thorakolumbalen Übergang und an der Lendenwirbelsäule. Erfahrungen in 35 Fällen. Unfallchirurg 94: 54

118. Stauffer ES, Neil JL (1975) Biomechanical analysis of stuctural stability of internal fixation in fractures of the thoracolumbar spine. Clin Orthop 112: 159

119. Stauffer ES, Kelly EG (1977) Fracture-dislocations of the cervical spine. J Bone Joint Surg [Am] 51: 45

120. Stoltze D, Harms J, Winnerlein M, Nanassy G (1987) Operative Behandlung frischer Wirbelsäulenverletzungen mit Querschnittslähmung. Hefte Unfallheilkd 189: 657

121. Stürz H (1983) Die Belastbarkeit implantierter Schrauben an der Wirbelsäule. Hefte Unfallheilkd 165: 23

122. Synthes-Bulletin (1985) Katalog Nr.: 229.19

123. Tencer AF, Ferguson RL, Woodard PL, Allen jr BL (1987) Biomechanical evaluation of posterior fixation of spine fractures. Transactions of the 33rd Annual Meeting. Orthop Res Soc 12: 457

124. Teschner W, Manitz U, Holzweißig F, Hellinger J (1983) Verankerungsversuche an menschlichen Leichenwirbelkörpern mit Hilfe von verschiedenen Schraubentypen. Z Orthop 120: 206

125. Ulrich C, Wördsdörfer O, Claes L (1985) Experimentelle Untersuchungen zur Torsionsstabilität verschiedener dorsaler Osteosyntheseverfahren an der LWS. In: Stelzner F (Hrsg) Chirurg. Forum 1985 für experimentelle und klinische Forschung. Springer, Berlin Heidelberg New York Tokyo

126. Verbiest H (1969) Anterolateral operations for fractures and dislocations in the middle and lower parts of the cervical spine. J Bone Joint Surg [Am] 51: 1849

127. Weber M, Wimmer B (1991) Die klinische und radiologische Begutachtung von Wirbelsäulenverletzungen nach dem Segmentprinzip. Unfallchirurgie 17: 200

128. Weiss M (1975) Dynamic spine alloplasty (spring loading corrective devices) after fracture and spinal cord injury. Clin Orthop 112: 150

129. Weiss M, Bentkowski Z (1974) Biomechanical study in dynamic spondylodesis of the spine. Clin Orthop 103: 199

130. Weiss M (1978) Parallel springs used to control fractures of the spine. Int Orthop (SICOT) 1: 275

131. Weiss M, Kiwerski J (1980) Federalloplastik bei der Behandlung von Frakturen der Wirbelsäule mit Rückenmarkverletzung. Beitr Orthop Traumatol 27: 46

132. Windolf J, Inglis R, Rueger JM, Pannike A (1988) Datenverarbeitung in der Unfallchirurgie. Erfahrungen mit dem markierungsbeleglesergestützten Datenverarbeitungssystem Askitron-MTF. Aktue Traumatol 19: 302−304

133. Wittenberg RH, Lee KS, Coffee MS, White AA III, Hayes WC (1990) The effect of screw design and bone mineral density on transpedicular fixation in human and calf vertebral bodies. Seventh Meeting of European Society of Biomechanics, Aarhus, Denmark

134. Wolter D (1985) Vorschlag für eine Einteilung von Wirbelsäulenverletzungen. Unfallchirurg 88: 481

135. Wolter D (1985) Ein neues Plattenprinzip für die ventrale Spondylodese der Halswirbelsäule und für die dorsale Spondylodese nach Roy-Camille. Hefte Unfallheilkd 174: 390

136. Wolter D, Kortmann HR (1992) Transpediculäre Spondylodese der Brust- und Lendenwirbelsäulenverletzung. Chirurg 63: 866

137. Wolter D (1986) Knochenplattenanordnung. Europäisches Patent Nr. 0201024

138. Wolter D (1987) Die Knochentransplantation im Bereich der Wirbelsäule. Hefte Unfallheilkd 185: 166

139. Wördsdörfer O (1981) Operative Stabilisierung der thorakolumbalen und lumbalen Wirbelsäule: vergleichende biomechanische Untersuchungen zur Stabilität und Steifigkeit verschiedener dorsaler Fixationssysteme. Habilitationsschrift Klinisch Medizinische Fakultät, Universität Ulm

140. Wördsdörfer O, Magerl F, Schlaepfer F, Perren SM (1983) Vergleichende Untersuchungen zur Stabilität verschiedener Fixationssysteme der lumbalen Wirbelsäule. In: Biomechanik der Wirbelsäule. Thieme, Stuttgart New York

141. Wördsdörfer O, Feil J (1992) Komplikationen bei der operativen Versorgung von Wirbelsäulenverletzungen. Langenbecks Arch Chir Suppl 304

142. Yosipovich Z, Robin GC, Maken M (1977) Open reduction of unstable thoracolumbar spine injuries and fixation with Harrington rods. J Bone Joint Surg [Am] 59: 1003

143. Zindrick MR, Wiltse LL, Widell EH, Thomas JC, Holland WR, Field BT, Spencer CW (1986) A biomechanical study of intrapeduncular screw fixation in the lumbosacral spine. Clin Orthop 203: 99

Sachverzeichnis

Hefte zur Unfallheilkunde

Beihefte zur Zeitschrift „Der Unfallchirurg"
Herausgeber: J. Rehn, L. Schweiberer, H. Tscherne

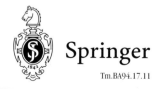

Springer

Tm.BA94.17.11

Hefte zur Unfallheilkunde

Beihefte zur Zeitschrift „Der Unfallchirurg"
Herausgeber: J. Rehn, L. Schweiberer, H. Tscherne

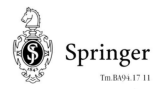

Tm.BA94.17 11

Springer-Verlag und Umwelt

Als internationaler wissenschaftlicher Verlag sind wir uns unserer besonderen Verpflichtung der Umwelt gegenüber bewußt und beziehen umweltorientierte Grundsätze in Unternehmensentscheidungen mit ein.

Von unseren Geschäftspartnern (Druckereien, Papierfabriken, Verpackungsherstellern usw.) verlangen wir, daß sie sowohl beim Herstellungsprozeß selbst als auch beim Einsatz der zur Verwendung kommenden Materialien ökologische Gesichtspunkte berücksichtigen.

Das für dieses Buch verwendete Papier ist aus chlorfrei bzw. chlorarm hergestelltem Zellstoff gefertigt und im pH-Wert neutral.

Druck u. Verarbeitung: Druckerei Triltsch, Würzburg